衰弱老年人自我管理与家庭照护

主 编 陈 茜 吴锦晖

科学出版社

北 京

内 容 简 介

本书采用通俗易懂的语言，结合编者多年的临床工作经验和照护经验，向老年人及照护者提供了专业的生命末期照护和自我管理知识，以帮助读者正确认识生命和死亡，帮助终末期老年人和照护者从容且有尊严地面对生死。

本书是一本针对衰弱老年人缓和照护的书籍，作为对老年人及其家人进行健康教育的参考书，本书也适合从事老年工作的医务人员、卫生保健人员及养老机构工作人员阅读。

图书在版编目（CIP）数据

衰弱老年人自我管理与家庭照护 / 陈茜，吴锦晖主编 . —北京：科学出版社，2019.6
ISBN 978-7-03-061691-3

Ⅰ . ①衰… Ⅱ . ①陈… ②吴… Ⅲ . ①老年人—护理 Ⅳ . ① R473.59

中国版本图书馆 CIP 数据核字（2019）第 117511 号

责任编辑：杨卫华 杨小玲 / 责任校对：张小霞
责任印制：李 彤 / 封面设计：龙 岩

科 学 出 版 社 出版
北京东黄城根北街 16 号
邮政编码：100717
http://www.sciencep.com
北京厚诚则铭印刷科技有限公司 印刷
科学出版社发行 各地新华书店经销

*

2019 年 6 月第 一 版 开本：720×1000 1/16
2022 年 7 月第二次印刷 印张：10 1/4
字数：194 000
定价：48.00 元
（如有印装质量问题，我社负责调换）

《衰弱老年人自我管理与家庭照护》

编 写 人 员

主　编　陈　茜　吴锦晖
副主编　郭菊红　张晓艳　王晓玲　钟文逸
编　者　（以姓氏汉语拼音为序）

陈　静　陈　丽　陈　茜　邓秀琳　古　红

郭菊红　何君梅　胡晓宜　雷　莹　李沙沙

李媛媛　林容旭　蒙张敏　阮顺莉　孙红梅

吴　驭　吴逢清　吴锦晖　吴孝琦　王晓玲

肖雪妮　谢灵灵　杨　雪$_1$　杨　雪$_2$　余　姣

张晓艳　钟文逸

编者单位　国家老年疾病临床医学研究中心（四川大学华西医院）
　　　　　四川大学华西医院老年医学中心

致 谢

感谢四川省科技厅项目（2015SZ0234）"老年心肺功能受损患者的优化治疗方案探索及相关基础研究"、四川省科技厅计划支撑项目（2018SZ0247）"老年人吞咽障碍影响因素研究及临床评估模式的建立"和四川省卫生厅项目（川干研2017-102）"衰弱老年慢性病患者症状管理现状、效果及相关因素研究"对本书的资助。

前　言

　　随着我国老龄化社会进程不断加快，截至2017年统计的60岁及以上人口已达2.3亿，占世界老年人口总量的1/5、亚洲老年人口总量的1/2。老龄化给我国包括卫生保健在内的各个领域带来了深远的影响。

　　由于我国人口众多、国家负担重，老年人的养老方式大多数以家庭养老为主，老年人大部分时间在家里由配偶、子女或保姆照顾。只有老年人突发疾病或疾病加重时才到医疗机构寻求专业的帮助。大部分老年人及其照护者缺乏照护及健康保健知识，对老年性衰弱、正常的老化问题等认识不足，导致老年人病情加重及意外事件时常发生，并且常常无法正确应对，给老年人的身体、心理造成诸多伤害。

　　为了使从事老年工作的医务人员、保健人员及养老机构工作人员快速了解老年人缓和照护进展及相关知识，为老年人及其家人提供相关健康知识，使老年人及其家人拥有衰弱老人自我管理、照护的实用知识和技能，编者特编写了本书。本书共分为3篇，从生命的意义与离别、终末期患者及家属的缓和照护，以及居丧期的缓和照护3个方面给老年人的照护者提供专业的照护知识，也是供老年人了解自己身体衰老变化过程的参考书籍。本书编者均为从事老年护理的临床专家，具有专业照护老年人的知识和经验。

　　由于编写时间有限，且限于编者的知识水平和能力，书中难免有遗漏和不足之处，敬请读者谅解并惠予指正。

编　者

2019年2月

目　录

第三篇 居丧期的缓和照护

第一篇　生命的意义与离别

第一章

生命历程——绚烂人生

泰戈尔的诗句"生如夏花之璀璨，不凋不败，妖冶如火"，用不败的夏花来比喻美好、绚烂的人生。这也是我们对自己及亲人能够度过美好人生的期望。人生短暂，我们都希望过得美好幸福、有意义。虽然人只有短短的一生，但是不管哪个年龄阶段，我们都应该珍惜当下时光，善待自己，让自己身心健康，愉悦生活。

第一节　衰老——生命历程的组成部分

常见的错误认识

1. 人身体的老化是从老年期开始的

老化从人出生就开始了，只是在早期不容易被察觉，早期人体多数组织及器官生长的速度大于老化的速度，器官功能通常在30岁之前达到高峰，随着年龄变化，大部分器官的功能会逐渐衰退。

2. 人的最高寿命随着科学技术的进步可以不断增加

每种生物都有固定的生存期限，有生就有死；科学家们用各种方法来推测人的最高寿命，经多种科学方法测定，人的最高寿命为100～175岁。

"生、老、病、死"一直以来被认为是生命的必然过程。生命体必然经历从出生、发育、成熟、衰老直至死亡的过程。李商隐的千古名句"夕阳无限好，只是近黄昏"，道出了自古以来人们对自然的赞美及对生命的留恋。我国古代有较多"长生不老""得道成仙"的神话。古代帝王将相们渴望能长生不老，曾经有许多"仙丹""灵丹妙药"的故事，然而谁也逃脱不掉死亡的命运。

一、人的生命历程

个体的生命历程从精卵结合开始，经胚胎发育而诞生，此后又经历了幼年、少年、青年、壮年及老年各个时期，这些时期均是按年龄段进行划分的，实际是依据人体的解剖、生理特征加以概括。人们以时间单位计算个体生存的时间，称为时序年龄，也称为日历年龄。不同日历年龄机体表现不同，具体见表1-1。

表1-1 不同日历年龄机体的表现

日历年龄	机体的表现
0～35岁	为人生的最活跃期，身体的组织器官从开始发育至完善，其各方面功能总的趋势是积极上升的，所以称为健康期
36～45岁	人的生理功能从峰顶开始下滑，部分器官开始衰退，所以称这一时期为疾病的形成期
46～55岁	在这个时期的人大多年富力强、事业有成，各方面都比较成熟，但大多数疾病也是在此阶段发生，有的甚至危及生命，尤其是冠状动脉粥样硬化性心脏病（简称冠心病）、糖尿病、癌症等多在此期高发，故有专家称之为人生旅途中的"沼泽地"，也称为生命的高危期
56～65岁	安全过渡期
65岁以后	如果没有明显的器质性改变，反而是相对安全期

摘自：施永兴，罗维，2016.老年人安宁疗护.上海：上海科学普及出版社.

二、人的寿命与衰老

岁月难留，科学告诉人们，衰老是一种不以人的意志为转移的自然规律。人类作为大自然的一员，和所有生物一样，经历从出生、生长繁盛、衰老到最后死亡的生命历程。现代科学家们用各种方法来推测人的最长寿命，经多种科学方法测定，人的最高寿命为100～175岁。世界上寿命最长的人，吉尼斯认证134岁，是南非村妇莫洛科·泰莫，她生于1874年，2008年逝世，寿命为134岁。人的寿命是有限的，世界卫生组织（WHO）发布的2018年版各国人口预期寿命中，中国人口的平均预期寿命为76.4岁，全球排名第52位；日本人口为84.2岁，全球排名第1位。

衰老通常与老化并提，其含义相似，都常用作老年期变化的简称，但衰老是老化的最后阶段。通常意义的老化是指在正常状况下生物发育成熟后，随年龄增长而产生的一系列的解剖学、生理学方面的退行性变化，自身功能减退，对内外环境适应能力下降，最终趋向死亡的现象。人们一般在自己出现皱纹、白发，视力、听力、记忆力下降等情况时认为自己可能开始衰老了。而实际上，老化从人出生就开始了，只是在早期不容易被察觉。早期人体多数组织及器官生长的速度大于老化的速度，器官功能通常在30岁之前达到高峰，然而随着年龄变化，大部分器官的功能会逐渐衰退。老化的改变是从出生到死亡，从内在的组织器官到外在的容貌，从生理到心理、社会，它受多种因素影响，逐渐发展到生命终点。

三、老化及衰老的相关观点

有关生命衰老的原因是争论的一个热点话题。以往的观点认为，衰老是随机损耗的结果，最新的观点则认为衰老是有序的、基因设定的，一般来说，这种变化比较缓慢平稳。它是一个复杂的过程，是很多因素共同作用的结果，目前还没有一种理论能解释所有的衰老现象。下面简单介绍几种主要的老化理论。

（一）生物老化观点

老年生物学创始人之一Edmund Cowdry认为，老化既可以看作是内源的过程，也可以看作是外源的过程。生物内源观认为，老化不以个人意志为转移，而是由于时间的推移导致细胞向不利方向发生变化，这种不利的变化不断积累，最终表现为衰老；生物外源观认为，衰老是由感染、事故或外在环境中有毒物质的损害而造成的结果。一些老年期高发病在衰老过程中是可以避免的，如癌症和心脏病等，它们之所以在老年期高发，可能源于免疫系统的功能下降，增加了老年人对这些疾病的易患性，而免疫系统的功能下降才是衰老过程的正常结果。生物老化的相关理论主要有基因学说理论、自由基理论、免疫理论、神经内分泌理论和细胞损耗理论等。

1.基因学说理论

（1）基因程控理论：又称为程序性衰老理论或细胞定时老化理论，1974年由Hayflick提出，认为生物体的衰老与基因的调控有关，基因决定了细胞能活多久。一个物种衰老的概率可以通过其基因进行预测。每个生物就像设定好时间的个体，体内细胞有固定的生命期限，基因以细胞分化次数来决定个体的寿命。不同种类生物间的寿命差异很大，同一种群不同个体之间的寿命差异也很大，并且这种差异有遗传倾向。程序性衰老有助于保存物种；衰老成员按一定比率死亡，这就给年轻的成员留下了一定空间。每种生物都有很多基因（人类约有10万个基因），其中某些基因是决定生物寿命（天年）及衰老过程的主宰者，是衰老的主要原因。

（2）基因突变理论：认为老化是体细胞突变或DNA复制错误引起的损伤，从而使细胞功能受到影响的过程。目前的研究表明，衰老并非由单一基因决定，而是由一系列的基因激活或抑制，并且通过其自身产物相互作用的结果；与衰老和长寿相关的基因并不像以前认为的那样稳定和固定不变，它受体内外环境的影响和制约，在某些条件下，如受到氧自由基、电离辐射、有害化学物质的影响，可以加速衰老，缩短寿命。

2.自由基理论

自由基理论又被称为游离放射物质理论，19世纪中叶由Harman最早提出。自由基理论是目前科学界最为一致认同的老化理论。该理论认为，细胞衰老是细胞内发生化学反应过程中有害物质堆积的结果。自由基是机体氧化反应中产生的有害物，具有高度不稳定性及强氧化性。随着年龄的增加，接触自由基的概率增加，自由基在体内聚积增加，损害机体组织和细胞，进而引起慢性疾病及衰老。

除了正常代谢可以产生自由基外，饮食、药物、烟酒、环境污染、紫外线、放射线、吸烟、杀虫剂及许多化学药品，尤其是环境污染都可以加速体内自由基的产生。而且随着年龄增长，人体修复自由基的能力也随之下降。虽然如此，但若能改变不良的生活方式和及时补充抗氧化物，有可能延缓衰老。改变不良的生活方式包括拒绝吸烟，减少做饭的油烟，尽量少服不必要的药物，避免农药污染，饮用干净的水，多食用蔬菜及水果，少摄取动物高脂肪类食物，减少加工食物摄取，适当运动等。

3. 免疫理论

免疫理论由 Roy Walford 于 1962 年首次运用到老化相关领域。免疫理论指出，随着年龄增长，机体免疫功能下降，不能有效清除病原体，消灭肿瘤细胞，而且自身免疫反应明显增强，自身免疫疾病的发病率明显升高。衰老的免疫学说包括以下两个主要观点：①免疫功能退化是导致衰老的重要因素。目前虽不能明确免疫与全身性衰老过程之间的内在联系，但通过细胞移植使老年动物的免疫能力加强、寿命延长的研究表明，免疫学在衰老研究中也是一个不容忽视的领域。②自身免疫学说认为衰老并非是细胞死亡和脱落的被动过程，而是最为积极的自身破坏过程。随着年龄的增加，人体内细胞的突变概率增加，突变细胞被免疫系统认为是外来异物，其激发了体内免疫系统产生抗体，发生自身免疫反应。自身抗体的产生能引起各种自身免疫性疾病，如类风湿关节炎、系统性红斑狼疮等，这些自身免疫性疾病都表明机体的免疫识别功能出现了紊乱。

4. 神经内分泌理论

此理论由 Dilman 教授首先提出，主要着重于神经内分泌系统是一个复杂的生物化学网络，控制各种激素的分泌，主要作用于下丘脑。随着年龄的增长，下丘脑发生老年性改变，人体新陈代谢减慢，生物功能衰退。神经内分泌系统老化表现为神经受体数量减少、酶合成功能减退、脑细胞数量减少、感觉和运动神经元传导速度减慢、脑萎缩等。

5. 细胞损耗理论

19 世纪末，WeiSmamn 提出该理论。该理论用来假设细胞老化现象的产生是起源于受损的细胞，或细胞分子结构的生成速度不及破坏的速度快，或细胞来不及完全修复所致。每个生命都有一定的储存能量，或这些能量应按预定计划消耗，当大量的细胞耗损，而不能及时得到修复时，机体功能则受到影响；细胞受损后不能再生，则生命也随之终结。

（二）中医学老化学说

1. 五脏虚损致衰学说

该学说认为脏腑是人体生命活动的中心，是人体基本生命活动的主宰者和执行者，心、肝、脾、肺、肾任何一脏器的虚衰都会使衰老加速。如老年人出现肾精不足，无论肾阴虚还是肾阳虚，都不能化生足够的精气，导致五脏六腑生化功能减退，出现一系列衰老的表现。若其脾胃虚衰，可导致气血生化不足，脏腑组织失去濡养，代谢失常，最终致使机体衰老。若其心气虚衰，则会出现心悸气短、脉沉细迟或结代等表现，从而影响其他脏腑的生理功能，加速衰老。肝主疏泄，若其功能失常，则全身气机不畅，脏腑功能失常，导致衰老加速。

2. 阴阳失调致衰学说

正常情况下，人体内的阴阳两个方面保持着相对的平衡，一旦这种平衡遭到破坏，任何一方偏盛或偏衰，人体的机能就会发生紊乱，甚至导致疾病。若进一步发展，阴阳不能相互为用而分离，人的生命活动也就停止了。

3. 血气不和致衰学说

该学说认为，在脏腑功能活动中，气居主导地位，气是脏腑功能活动的具体体现，是推动人体气机升降和血液循环的动力。气为血之帅，血为气之母，二者均是构成和维持人体生命活动的基本物质。气与血在生成、输布、运行等方面相互依存、互为因果，又受脏腑功能的影响，衰老与二者不调密切相关。

（三）其他理论

老化理论较多，除了经典的生物老化观点，还有多种心理及社会老化理论。

1. E. H. Erikson 的人格发展理论

人格发展理论是美国著名精神病医师、新精神分析派的代表人物 E. H. Erikson 提出的。他把自我意识的形成和发展过程划分为婴儿期、幼儿期、学龄前期、学龄期、少年期、青年期、成年期和晚年期 8 个阶段。这 8 个阶段的顺序是由遗传决定的，但是每一个阶段能否顺利度过却是由环境决定的，每一个阶段都不可忽视。

E. H. Erikson 认为老年阶段的发展任务就是自我整合，不能完成自我整合会出现绝望。老年人在此期会回顾自己过去的经历，寻找生命价值，以便接受渐近死亡的事实。由于衰老，老年人的身体功能状态下降，对此老年人必须做出相应的调整和适应，称为自我调整对绝望感的心理冲突。当老年人回顾过去时，如果对自己过去所做的选择与结果感到满足，则会拥有超越感，怀着充实的感情与世告别；如果对自己的一生不满意，就可能对失去的机会感到深深惋惜，心怀绝望地走向死亡；如果一个人的自我调整大于绝望，他将获得智慧，以超然的态度对待生活和死亡。

2. Peck 的发展理论

Peck 进一步发展了 E. H. Erikson 的理论，形成发展理论，他强调老年人心理发展顺利需要解决三大危机，即自我价值感与工作角色偏差、身体超越与身体偏见、自我超越与自我偏见，第三项尤为重要。自我超越是指接受死亡，对人生最终的旅程不忧不惧，视死亡为生命不可避免的结局，主动打算未来，超越死亡的界线；自我偏见表示老年人拒绝承认即将到来的死亡，沉溺于目前的自我满足。心理发展健全的老年人必须坦然地面对死亡的事实，超越现时、现地的自我，肯定死亡的必然性，成功地适应对死亡的预期与准备。

（阮顺莉　陈　茜　吴锦晖）

第二节　衰老对人的影响

衰老通常是指在正常状况下生物发育成熟后，随年龄增加，自身功能减退，内环境稳定能力与应激能力下降，结构、组织逐步发生退行性变，个体趋向死亡的现象。衰老对老年人的身体、心理及社会健康都造成了影响。

一、衰老对身体健康的影响

随着年龄的增长，人体各器官和组织细胞逐渐发生形态、功能和代谢等一系列变化，出现退行性改变或功能衰退。呼吸、消化、循环、泌尿、内分泌、运动、神经系统都可能有不同程度的功能退化。

身体功能通常在30岁之前达到高峰，然后结构、组织逐渐发生退行性改变，功能减退。即使这样，大多数的功能在一生中仍然足够使用，因为大多数的器官都有大于需要的功能储备。疾病比正常衰老更容易导致老年人的功能丧失。虽然许多器官的功能下降对生活几乎没有影响，但一些器官功能下降能够极大地影响健康和幸福感，如心脏最大射血量减少、肌肉萎缩等意味着老年人不能像年轻人那样运动；肾功能的老化则明显影响老年人对药物代谢物的排泄等。

各系统的功能变化

1.感觉器官和感觉的变化

（1）皮肤：若老年人的皮肤老化，将出现下列外表改变和功能变化。①皮肤的抵抗力下降，易受机械、物理、化学等刺激损伤。②皮肤松弛、出现皮纹，且年龄越大，皱纹越多而深。③面部皮肤变得苍白。④皮肤干燥、粗糙、无光，并伴有糠秕状脱屑。⑤容易发生出血等。

（2）眼和视觉：若老年人眼老化、视力减退，将出现下列外表改变和功能变化。①眼睑皮肤松弛，上眼睑下垂，下眼睑脂肪袋状膨出，眼角出现皱纹。②老视，是出现得最早、容易被察觉的老化。通常在40岁左右视近物困难，许多人发现不用眼镜就很难看书、看报。50岁时眼睛易受强光刺激，光线昏暗时看不清移动物体。70岁左右分辨精细物体的能力下降，视力减退。③容易发生视网膜黄斑退化。

（3）听觉：老年人听力减退会出现下列功能变化。①对高音调失去正常的听力，听力障碍，尤其是男性的听力较女性减退更快。年老的人可能发现，小提琴的音调不再像年轻时听到得那样动人，其他人总是在"咕噜咕噜"地说话。②听力逐渐减退或丧失。③辨别声音方向的能力降低，噪声环境中听力障碍明显。④定位功能减退。⑤容易受到外伤因素的损害。⑥耳鸣呈高频性，由间断性逐渐发展为持续性等。

（4）味觉及嗅觉：随着年龄增加，老年人的味觉功能逐渐减退，其中对于甜、咸接受器的影响最大。嗅球老化使嗅觉敏感性降低，对气味的分辨能力下降，这使得老年人对危险环境的辨别力降低。嗅觉功能的减退还会造成食欲缺乏，从而影响机体对营养物质的摄取、吸收和利用。

2.内脏器官功能的变化

老年人衰老过程中，内脏器官老化，其相应的功能也会发生改变。

（1）呼吸系统：①胸腔的前后径增大，易出现桶状胸。②肺活量降低，从20岁到70岁，肺活量减少40%，呼吸后残留在肺内的空气量增加，使肺氧气交换能力下降。③咽喉防御反射迟钝，易发生呛咳、误吸甚至窒息。④加温、加湿和防御功能降低，易发生吸入性肺炎和呼吸道感染等。

（2）循环系统：①动脉老化僵硬。②心脏组织在老年期厚度增加，心脏搏动能力下降，最大心排血量减少。③极限心率降低，休息状态心率变化虽不如运动心率改变明显，但仍有下降的趋势。休息状态下，60岁时平均心率为66次/分，70岁时平均为62次/分，80岁时平均为59次/分。④容易出现心律失常。⑤心功能的代偿能力较差，一旦某些生化环境发生改变，如缺氧、酸中毒、低血钾、高碳酸血症等均可增加心肌兴奋性而诱发心力衰竭。⑥自主神经调节血压的功能降低，易发生直立性低血压。⑦易出现血压上升、血压波动过大、心脏杂音等。

（3）消化系统：①肝脏清除毒素和代谢药物的能力降低，易引起药物性不良反应。②消化酶及胃酸分泌减少，消化功能降低。③食管下括约肌压力下降，增加老年人患反流性食管炎的概率。④胃蛋白酶原分泌减少，影响维生素、铁等的吸收和利用。⑤消化道蠕动减慢，代谢产物、毒素等不能及时排出。⑥胰腺分泌的胰岛素的生物活性下降，导致葡萄糖耐量降低等。

（4）泌尿系统：①肾萎缩，肾供血减少，肾功能降低，进而影响体内各种毒素和废弃物的清除，易发生药物中毒、水钠潴留和急性肾衰竭。②膀胱变小，储存尿量减少，容易出现尿频或尿失禁的症状。③尿道收缩能力减弱，尿液流出速度减慢或排尿无力，容易发生慢性尿潴留、尿外溢等。老年女性尿失禁的发生率增加，易发生泌尿系感染；老年男性易发生前列腺增生。④红细胞生成素减少，易导致贫血。⑤血浆肾素活性降低，易水钠失衡。⑥尿液易反流，引起肾盂肾炎等。

（5）内分泌系统：各种腺体如甲状腺萎缩，全身激素如性激素分泌水平下降。这使老年人出现下列功能改变：①甲状腺老化，给老年人带来了全身性变化，如基础代谢率下降、体温调节功能受损，表现为皮肤干燥、怕冷、便秘、精神障碍、思维和反射减慢等。②性激素分泌减少，性功能下降。老年女性可出现性功能和生殖能力减退、月经停止、更年期综合征等。

（6）运动系统：①身体力量和骨骼密度下降。骨骼中矿物质流失，35岁左右开始流失大于补充，特别是女性更年期时骨质中矿物质的流失更多，易出现骨质疏松。②运动系统肌肉协调能力下降，影响移动能力和敏捷性。③骨修复与骨再生能力减退或消失，骨折后愈合的时间延长，不愈合的比例增加。④行走时下肢关节可出现疼痛感。⑤易发生椎间盘相关病变等。

（7）神经系统：脑的供血减少，脑重量减轻，脑萎缩；神经系统功能衰退；脑动脉粥样硬化等。这些使老年人出现下列功能改变：记忆力减退、思维判断能力降低、学习能力降低；出现蹒跚步态，容易发生跌倒；反射易受抑制，使动作减慢。还可能出现脑供血不足、脑血管破裂出血等。

（8）免疫系统：若免疫系统退化，会使老年人容易发生感染。

3.其他身体功能的变化

除了上述器官组织的变化外，还有其他身体功能的变化：身体储存的水减少，影响水溶性营养物质的吸收，同时唾液与其他润滑液减少；心血管和呼吸系统的变化，使氧供减少。另外，老年人生理功能的退化受生活方式的影响，常造成"三高"问题，即血压高、血糖高和血脂高。

二、衰老对心智的影响

随着老年人年龄的增加，衰老除了对外貌、身体健康等带来影响外，还影响老年人的心智功能。

（一）记忆衰退

记忆衰退是用来判断老年人衰老易于发现和比较敏感的指标。老年人的记忆减退是以短期记忆明显减退为主要特征，表现为刚刚说过的事情完全忘记，记不清楚当天早餐、午餐的进食食物，但经他人提醒后能记起。而老年人的远期记忆一般没有明显变化，年轻时所学习的知识和技能仍能回忆，甚至幼年时发生的一些事情都记忆犹新。老年人的再识别能力远强于回忆能力，这是因为再识别时原始材料摆在眼前，能够给老年人提供一些线索，难度小一些，表现在能认出熟人但却不能说出其名字。老年人的记忆也可以受疾病影响而发生变化，记忆力下降往往是某些疾病的常见症状，多见于阿尔茨海默病。

（二）智力部分减退

智力也会随着年老而发生变化，但并非全面减退。在记忆减退基础上，老年人的抽象思维和联想能力也减退，因此老年人在限定时间内加快学习速度比年轻人难，学习新知识、掌握新技能的能力不如年轻人，其学习时也易受干扰。老年人的智力减退不明显，并且与个体因素（遗传、身体状况等）和社会因素（文化水平、职业等）有密切关系。如果老年人的智力突然明显减退，多由疾病所致，临床上最常见于阿尔茨海默病。

（三）其他变化

思维、人格、情感与意志等方面较记忆力、智力变化小。

1.思维

老年人在逻辑推理及解决问题的能力方面有所减退，特别是在思维的敏捷度、流畅性、灵活性、独特性及创造性方面明显比中青年时期要差，而且个体差异很大。

2.人格

伴随着生理衰老、记忆及思维的减退，加之离退休后社会角色和家庭地位的变化，部分老年人的人格也可能相应地发生变化，如对健康和经济过分关注与担心，出现焦虑、保守、孤独、任性、把握不住现状而产生怀旧情绪和发牢骚等。

3.情感与意志

老年人的情感与意志由于生活的历练而趋于稳定，但由于身体衰退、离开工作环境、亲朋故去等原因也容易产生抑郁、焦虑、孤独、自闭及对死亡的恐惧等心理。老年人的情感与意志的变化受生活条件、文化素质和社会地位的影响而存在较大差异，有保障的悠闲生活、获得尊重有利于促进情感与意志稳定。

（四）老年人心智改变的判断标准

老年人的心智变化不仅与神经系统的衰老有关，还与许多体内、体外因素有关。老年人符合心理衰老的迹象越多，则心理老化程度越严重，严重者应该及时就诊。15种心理衰老迹象见表1-2。

表1-2　15种心理衰老迹象

心理衰老迹象	是	否
记不住近期的事情		
心中一有急事就感到焦虑		
事事以自我为主，以关心自己为重		
总喜欢说过去的事		
爱后悔		
对眼前发生的事很不介意		
不愿意麻烦别人，愿意一个人过日子		
很难接受新事物		
对吵闹很烦		

续表

心理衰老迹象	是	否
不愿意接触陌生人		
对社会变化疑虑重重		
很关心自我感觉和情绪变化		
爱讲自己过去的本领和苦劳		
爱固执己见		
爱收集和储存无聊、无趣的东西，而且觉得很快乐		

三、衰老对社会健康的影响

在社会方面，随着年龄增长，老年人的社会角色、地位、权力与义务皆随其生理、心理的改变，或社会结构及制度的改变而变化。老年人生活在社会环境中，衰老对老年人身心健康的影响会进一步影响其参与社会活动的积极性。

（一）角色变化

老年人在55～65岁退休，离开长期工作的岗位回归家庭，由社会主宰者到社会依赖者，需要较长时间的适应过程。如果不适应这个转变过程，老年人可能出现沮丧、孤独等不良情绪。老年人的家庭角色也发生变化，大多数老年人随着年龄的增加而上升为祖父母，甚至曾祖父母。而这个阶段有可能老伴又过世，造成家庭某些角色的缺如，使其成为丧偶老人。

（二）适应能力变化

当今社会环境快速变化和发展，日常生活也受到影响，如出现网络购物、微信交流、手机付费等，老年人对其适应能力下降，使得他们对未来有不安的感觉。社会环境的变化涉及经济、文化、教育、生活方式和社会支持等诸多方面，如经济状况的改变，这对老年人来讲是很大的变化，退休后多数老人收入减少的同时，原有的生活方式也将发生很大的改变。与离退休前相比，老年人生活的重心发生改变，需要重新适应家庭和社区的文化，多数老年人接受教育的机会也下降，不同老年人适应环境的能力不同，但多数老年人对陌生、有挑战性的环境改变不能较好、较快地适应。

（三）家庭成为老年人主要的支持来源

我国目前以家庭养老为主，日常生活中家人是老年人的主要支持来源，家庭在老年人心目中的地位非常重要。家庭功能的好坏影响老年人的身心健康及生活质量。家庭功能量表评分越高，老年人的家庭功能越好。APGAR家庭功能评估表主要涉及家庭功能的适应度、合作度、成长度、情感度及亲密度5个部分（表

1-3），评分越高，家庭功能越好。

表1-3 APGAR家庭功能评估表

评定项目	经常	有时	从不
当遇到困难时，家人是否帮助您	2	1	0
决定重要家庭事务时，是否征求您的意见	2	1	0
当您想从事新的活动时，家人能接受并支持吗	2	1	0
您满意家人对您情感表达的方式及情绪的反应吗	2	1	0
您对目前的家庭生活满意吗	2	1	0

（陈 茜 郭菊红 吴锦晖）

第三节 健康"优生"

"身体健康，万事如意"是中国人常常用到的吉祥祝福语，五福中的"康宁"指身体健康且内心宁静安适，也就是我们所说的"善生""优生"。1989年世界卫生组织（WHO）对健康的定义为"不仅是没有疾病，而且包括躯体健康、心理健康、社会适应良好和道德健康"。但这些对老年人来说都不太现实，斯潘雷和比尔把老年人健康定义为："只要老年人有生活能力，在社会上有功能及能运用自我和自主性达最大范围，但不需要没有疾病"。对大多数老年人而言，健康的观念主要强调心理健康状态，其包括身心和社会的健康、安宁。要达到"善生"或"优生"，需要注意以下方面。

一、主动维持身体健康

老年人提高自己的生活质量，保持身体健康，维持自理能力是非常重要的。具体来讲，主动维持身体健康是指通过健康体检、合理饮食、适当运动、良好作息、正确用药等维护身体健康。

（一）提高保健意识，预防疾病

老年人应该提高自我保健意识，根据自己的身体状况，定期参加体检，发现身体不适及时就诊。对于疾病要防患于未然，以预防为主。主要体现在以下几个方面：①建立良好的生活行为习惯；②注重心理卫生，做到维持心理健康，保持最佳的心理状态；③合理的膳食结构，实现均衡的营养；④适度运动；⑤定期进行健康检查。做到疾病的早发现、早诊断、早治疗，积极进行康复治疗。

（二）养成良好的生活习惯

为了维持机体健康，应该避免和减少健康危险因素，改变不良的生活方式和行为，增强自我保护能力。

1.健康饮食

无心力衰竭（简称心衰）及肾衰竭者，多喝水，保持水分充足；选择全谷类食品，进食鸡蛋、牛奶、鱼肉、瘦肉等含优质蛋白、低脂肪的饮食，补充足够的蔬菜、水果。在考虑到患者的营养需要和禁忌的基础上，也要讲究色、香、味、形、量及就餐的环境条件等。

2.适度运动

古语道"流水不腐，户枢不蠹"，人也要坚持锻炼、活动。目前大多数的疾病都不要求绝对卧床休息，研究提示适度运动是预防和减缓衰老的重要方法之一。老年人可以根据自己的身体状况，选择太极、游泳、散步、慢跑、钓鱼、骑自行车等有氧运动项目，运动量要适度，时间不宜过长，且贵在坚持、循序渐进，运动频率为每周大于3次，每次大于30分钟。多参加适宜的户外运动，呼吸新鲜空气。适度的运动可以保持机体的运动及平衡能力，预防老年人跌倒、跌伤等的发生。

3.避免不良生活习惯

老年人应该避免抽烟、经常饮酒、不规律的进食和睡眠及长期过度疲劳。还应避免进食过快、进食注意力不集中等不良习惯，避免发生噎食。

4.保持自理能力，自己能够完成的事情不过度依赖他人

自理能力就是自我照顾能力。根据自己的身体状况，尽量自己照护自己，维持良好的自理能力。有的老年人生病或病情变化就卧床休息，有能力自己进食、洗漱，却让家人或保姆、陪护人员等帮助。长期如此，脑力、体力、活动能力及自理能力逐渐下降。有的患者甚至长期卧床，发生压疮、噎食、肺炎、静脉血栓、肌肉挛缩等并发症，严重影响生活质量。

（三）自我管理好慢性疾病

已经患有高血压、冠心病、糖尿病、慢性阻塞性肺疾病等老年慢性疾病者，应该主动参与自己病情的管理，对疾病及其并发症进行预测性的干预，预防并发症的发生，防止病情恶化或伤残。

1.主动学习疾病照护相关知识

老年人应该根据自己的身体状况，通过主动咨询、参加健康知识讲座、阅读相关健康教育书籍等，学习有关自己身体疾病的预防、管理等自我照护相关知识。

2.自我观察

老年人需通过观察自己的身心情况，了解自身的健康状态，及时发现异常。如已经患有高血压、糖尿病，应按照医嘱监测血压、血糖。

3. 自我康复及治疗

慢性疾病患者在医护人员的指导下，按时服用药物，按医嘱进行自我管理。例如，糖尿病患者按时注射胰岛素，控制饮食，坚持适当运动；慢性阻塞性肺疾病患者在家按照医嘱低流量吸氧、使用无创呼吸机等。

4. 自我预防并发症

改变不良生活习惯（避免食用过多食盐及进食高糖饮食），预防其进一步发展为冠心病、心力衰竭、脑卒中及肾衰竭等严重疾病。如果已经发生心、肺、肾等重要器官衰竭，仍然应该在医护人员的指导下进行疼痛、呼吸困难等不适症状的控制，维持目前最佳的健康状况。

5. 自我急救

自我急救主要涉及以下几个方面的内容：①熟知各种急救电话，如"120"、社区医院急诊室电话等；②患有某些疾病的患者，要随身携带急救药物，必要时家中应备有相关装置；③外出时携带各种急救治疗卡，写明自己的疾病、用药、急救药放置处、使用方法、家人联系方式等信息。

二、主动促进心理健康

心理健康是指人们的心理行为能适应社会环境的变化，能按社会要求的标准实现个人的欲念，获得生活的满足感。老年人的心理状况对其老化过程、健康长寿、疾病的治疗及预后均有较大的影响。心理健康的标准见表1-4。

表1-4　心理健康的标准

提出者	具体内容
吴振云教授	性格健全，开朗乐观
	情绪稳定，善于调适
	社会适应良好，能应对应激事件
	有一定交往能力，人际关系和谐
	认知功能基本正常
许淑莲教授	热爱生活和工作
	心情舒畅，精神愉快
	情绪稳定，适应能力强
	性格开朗，通情达理
	人际关系适应强
WHO	智力正常
	善于协调和控制情绪
	具有较强的意志
	人际关系和谐
	可以能动地适应、改善现实环境
	保持人格的完整和健康心理
	行为符合年龄特征

（一）正确看待和保持健康状况

随着年龄增加及疾病的影响，老年人的视力、听力逐渐下降，准备饭菜、管理钱财、行走、洗澡甚至进食等能力也会逐渐下降。原本稳定的慢性疾病如高血压、冠心病、糖尿病等进一步加重，甚至发生高血压脑卒中、心功能下降、糖尿病肾病等并发症。老年人应知道这是衰老及疾病进展的过程，应通过健康的生活方式尽量维持自我照护能力。

（二）保持积极的心态

1.乐观豁达，理解包容他人

老年人已经有丰富的人生阅历，要善于发掘快乐，遇到事情尽可能保持乐观的心态，积极活在当下。老年人应调整好自己的心态，理解子女上有老下有小，以及工作和人际交往的压力，对子女的生活习惯、人际交往、育儿方法、消费观念等多宽容、不计较、理解并接受。不要与其他老年人攀比健康、经济状况、家庭、子女等，而应多与家人及朋友分享自己的快乐。

2.保持好奇心，勤用脑

老年人根据自己的条件与时俱进，积极学习身边新的日常生活用具的使用方法，如用手机打电话、微信进行交流等。坚持读书、看报、听收音机、上老年大学，通过网络更新知识。

3.去除不良情绪

老年人如果有焦虑、孤独、抑郁等不良情绪，应勇于面对，多与亲朋好友来往，主动寻求帮助，通过交谈等方式进行宣泄，及时有效地将不良情绪释放出来。必要时应该到专业机构寻求心理医生的帮助，如进行心理咨询和心理治疗。

4.正确认识生死

接受人不可能长生不老，年老并不等于无为、无用等观点。通过学习、与老朋友交谈，打破对谈论死亡的禁忌，认识死亡，正视死亡，克服对死亡的恐惧心理。

5.培养兴趣爱好

有意识地培养1～2项兴趣爱好，如练书法、学绘画、种花草、下棋、摄影、园艺、烹调、旅游、钓鱼等。培养自己的享乐能力，找回自己的兴趣爱好，好好体验丰富多彩的人生。

6.帮助他人

保持心地善良，根据自己的能力帮助他人。帮助他人并不需要大量钱财，如帮助繁忙的子女、邻居、朋友等短时间照看小孩，倾听痛苦者述说，给陌生人做向导，在生病住院护士不能一针就静脉注射成功时不是抱怨而是给予鼓励等，均是在与人为善及帮助他人。

有人总结老年人要做到"五乐"：自得其乐、知足常乐、助人为乐、与人同乐、苦中求乐。老年人应保持自尊、自信、稳定的情绪和正常的人际交往能力，以维持及促进心理健康。

三、参与社会活动，维持社会健康

老年人社会健康是指老年人人际关系的数量和质量及其参与社会活动的程度和能力。老年人应该在生理、心理健康的基础上，尽量维持良好的功能状况，并且应善于运用自身的资源，尽量发挥自己的主观能动性，维持自我照顾能力，不断适应现代社会发展和现代生活，提高自己的生活质量。

（一）老有所为，为社会及家庭贡献自己的力量

老年人需根据自己的身体状况，选择不同的方式继续为家庭及社会贡献力量。例如，找一份与自己原来专业或兴趣相关，但较悠闲的工作；参与老人志愿者活动，老人之间互相照顾；为家庭生活出力，通过帮助准备饭菜、整理房间、照看孙子孙女等替儿女分担家务。通过减轻社会和家庭负担，提升自身价值感，增强自尊、自信。

（二）培养兴趣爱好

保持学习的习惯，可以是自己以往的专业知识，也可以是自己年轻时感兴趣，没有时间学习的知识，如一门新的外语、摄影、编织、绘画等，可以去老年大学，或者参加其他兴趣小组，甚至自己通过网络搜索相关知识，一边实践，一边学习。

（三）坚持学习，跟上社会的发展

老年人应跟上时代的变迁，学习使用新的、常用的电子设备，如手机、iPad、电脑等，学习用QQ、微信等现代网络平台交流和获取信息。通过学习，跟上社会的发展，更好地享受人生，提高生活质量。

（四）主动与人交往，参与社会活动

多参与集体活动、社会活动，增进人际交往，多与左邻右舍相互关心、交流和往来。可以参加社区组织的各种老年锻炼或书画比赛，居民自发地在公园、河边等地组织的集体太极拳、舞蹈等活动。既要注意联系老朋友，也要结交新朋友，要经常和好友谈心，主动与他人交流思想感情，条件允许的情况下可以从事一些力所能及的工作。

（陈　茜　张晓艳　钟文逸）

第四节　人生遗憾及人生意义

我们要付出多大的代价，才能认清活着的意义？

患晚期乳腺癌的复旦大学女讲师于娟，在临终前反思人生，懊悔地提到："在生死临界点的时候，你会发现，任何的加班，给自己太多的压力，买房买车的需求，这些都是浮云。如果有时间，好好陪陪你的孩子，把买车的钱给父母亲买双鞋子，不要拼命去换什么大房子，和相爱的人在一起，蜗居也温暖。"（摘自：于娟《此生未完成》）

我们每个人，无论哪个民族、哪种职业、高低贵贱，在自己的内心深处总有一处属于自己的秘密领地。人们常会自问："自己存在的目的与意义是什么？""什么是生命？"生命的意义在于正确认识生死，让有限、宝贵的生命发出绚丽的光芒。除了生存，人还要有尊严、责任和信仰。"人生自古谁无死？留取丹心照汗青""舍生取义"等是将信仰置于生命之上的行为。汶川地震中一位母亲用自己的身体护住自己的孩子，这是她将对孩子的责任及爱置于自己生命之上的行为。

在中国的传统文化中，谈论"死亡"被视为不吉利，是禁忌。我们可能每天都能够从书刊、电视中接收到交通事故、疾病、自杀、战争等带来的个体生命死亡的信息，但对于死亡，特别是有关自己或家人死亡这个话题，人们仍然忌讳。无论人们是否愿意面对，人出生必然相伴于死亡，每个人从生下来的那一刻开始，便步入了走向死亡的过程。死亡是一个人生命历程中的最后阶段。研究显示，越能够用积极向上的态度面对死亡的老年人越幸福，因为其将死亡看成是生命过程中的一部分，能以常态心理对待死亡，不惧怕、不回避。老年人对死亡的态度不仅影响着其对生命意义的看法，同时也影响着其对幸福感的理解。人们主动沉思、叩问死亡、向死而生，会让自己更加珍惜生命，会更倾向于健康、有意义的人生观。

一、死亡的作用

（一）死亡对生命的启示

1.死亡使人们珍惜生命

死亡使人们意识到生命的有限、可贵，促使我们更加珍惜生命。由于生命短暂，我们应该珍惜每一天，好好快乐地生活，使面向死亡的每一天过得丰富、有意义。

2.死亡使人们重视健康

我们身边，有的人常拼了命地奔赴理想的生活，最后却由于健康舍弃自己的事业、家人、财产等。有的人常被压力压得喘不过气来，长期熬夜学习和工作、进食不规律、透支身体、失眠，甚至由于过度疲劳，发生心肌梗死、脑卒中而突然离世。有的人因为长期吸烟，进食、睡眠等不规律，不体检或体检发现小的包块不重视，最后可能发生肿瘤，后悔自己不良的生活及健康管理习惯。

古人说"参透生死命自长"。死亡的存在使人们意识到生命的脆弱，健康的可贵。疾病及意外事故可以让死亡提前到来。死亡对生命的威胁使人们主动选择健康的生活方式，预防和减少疾病。患慢性疾病者，更应主动学习疾病相关健康知识、参与疾病的自我管理，注意保护自己脆弱的生命，使之不受到进一步的损伤。

3.死亡使人们重视亲情与友谊，看淡得失

"钱财等身外之物，生不带来，死不带走"是人们对钱财、得失等在生死面前均变得渺小的智慧言论。在人生的旅途中，有的人对钱财、荣誉等的追求超过健康，甚至因此危害他人的利益，但以身心健康为代价拥有的身外之物，终究会因为失去健康而失去一切。人们在面临死亡的威胁时，常常后悔没有给自己的家人、朋友更多的关爱，没有好好重视自己的身心健康，让自己有更多的时间陪伴家人。

（二）死亡对个人及种族的意义

虽然人们对死亡存在本能的畏惧，但死亡是人从出生开始到幼年、青年、中年、老年后必然的结果，个别人甚至不能完整经历人生的各个阶段就面临死亡的威胁。正因为如此，人们更应该敬畏生命、尊重生命，直面死亡。

在我们大多数人的认知里，死亡具有不可逆性、未知性和毁灭性，是无意义的。但如果换一个角度看，死亡可能并非一无是处。对于个人，特别是终末期具有难以控制的疼痛、呼吸困难等不适症状的患者，不适症状带来无尽的身心折磨，死亡可以看作是对这些痛苦的自然终结方式。由于生存资源有限，对于种族来说，个体的衰老、死亡是种族得以不断繁衍兴旺的保证。

二、生命末期的人生遗憾

尽管各民族存在文化差异，但生命终末期面对死亡威胁，回忆自己一生时人们的感受却大致相同，从未提及是否创下成功的事业，拥有多少财富，获得过多少荣誉，而大多都为拼命工作而懊恼，因为生活节奏太快而悔恨，对放弃重要的事情而遗憾，对失去生活本有的情趣而悲哀。

"人之将死其言也善，鸟之将亡其鸣也哀"，那么人真正面临疾病威胁生命的时候，对人生的认识如何？下面是研究提示的我国和美国及澳大利亚癌症患者5

大临终遗憾，这些可以引起目前身体比较健康的人深思。

（一）中国癌症患者的临终遗憾

有研究显示，中国癌症患者的5大临终遗憾：①过度重视事业，忽略健康——身体健康的时候，为什么这么拼命？②对自己要求过高——为什么这么贪心，什么都想要，什么都想做好？③没有及时去除不良生活习惯——为什么平时不努力戒掉烟和酒？（此项多为男性）④没有重视自己心理健康——为什么不会控制自己的情绪，这么爱操心？（此项女性为多）⑤没有对疾病早发现、早治疗——为什么不早点治疗某种病（通常是肝炎、胃炎、乳腺小叶增生等）？这些都是对自己追求事业或其他享受，没有早期重视身心健康，最终因为健康而失去一切时的悔恨。

（二）美国及澳大利亚癌症患者的临终遗憾

有调查显示，美国及澳大利亚癌症患者的5大临终遗憾：①没有重视自己的生活愿望——希望当初自己有勇气过自己真正想要的生活，而不是活在别人的期望中。②没有在日常生活中关注自己的健康——希望当初我能够控制一下生活节奏，自己以前没那么努力工作，安排点时间照顾自己的身体。③重视事业，忽略家人——希望当初我没有花这么多精力在工作上，而是关注孩子成长的乐趣，多陪伴家人。④没有及时消除不良情绪——我当时为什么要长期压抑愤怒与消极情绪，不及时释怀呢？⑤没有让自己的日常生活幸福——为什么我不能让自己活得开心点，而只是习惯于掩饰，在人前堆起笑脸？希望当时能够让自己活得更幸福些。

他们的悔恨使我们认识到，任何时候都要关爱自己，主动预防疾病，注重身心健康，远离癌症及其他病痛；关爱家人，让自己及家人日常生活幸福。

三、发现生命的意义

早在远古时代人们已意识到人类与其他生物不同，人的生死便不能与草木枯荣、动物生死一概而论，人们开始思考生命的意义。多数宗教、学派认为生命的意义或许在于行善、爱人（自己和他人）、探索未知真理。关于生命的意义，每个人的观点不同，通常认为生命的意义在于实现个人的潜能与理想，实现个体的完美，追求智慧与科学知识，做有益、正确的事，去爱、感受并享受爱和生活。也有人认为生命的意义是拥有权利、变得更加强大。

著名的精神病学家、哲学家弗兰克尔开创了意义疗法，以帮助人们应对人生中各种悲惨遭遇，包括痛苦与死亡。弗兰克尔认为可以通过以下3种方式来发现生命的意义：①创立某项工作或从事某种事业；②体验某种事情或面对某个人；③对苦难采取某种态度。现实生活中，一次威胁生命的疾病、一次可能威胁生命的交通事故等经历，常会促使人们意识到生命的脆弱及有限，开始思考生命的意义。我们可以让自己闭上眼睛思考，如果现在就发生地震或其他大的自然灾害，没有机会逃生，选择出三件让自己"死不瞑目"的事情，或者选择三件"最后悔没有做的事情"。让我们聆听自己内心的声音，抓紧时间首先完成这几件自己最牵挂的事情，尽量不留遗憾，度过有意义的人生。

（陈　茜　吴锦晖　郭菊红）

第五节　人生回顾与尊严疗法

随着社会及医学技术的发展，多数国家国民平均预期寿命在不断提高，先进医疗技术的应用使身患重病的人可以存活更久。但每个个体仍然需要面对身体功能逐渐丧失的现实。部分老年患者终末阶段承受巨大的身心痛苦，较长时间失去自理能力，需要依靠他人照护，因尊严丧失而失去了生存意愿。为了帮助老年人积极面对衰老及死亡，有效重新梳理人生，维持尊严，近年产生了一些心理干预方法，比较常见的有人生回顾及尊严疗法等。

一、人生回顾

美国著名精神病医师、新精神分析派的代表人物埃里克森认为，老年人的身体功能状态下降，对此老年人必须做出相应的调整和适应，老年阶段的发展任务就是自我整合，通过回顾自己过去的人生经历，寻找生命的意义，以便接受渐近死亡的事实。

人生回顾已发展成为一种心理干预方法，可帮助个体通过自我调整应对绝望的心理冲突，通过回顾、评价及整理一生的经历，使人生历程中一些未解决的矛盾得以被充分认识、重整，从而发现新的生命的意义。人生回顾帮助个体对人生最终的旅程不忧不惧，视之为生命不可避免的结局，主动打算未来，以超然的态度对待生活和死亡。老年人的人生回顾最好在记忆力尚比较好的时候进行，也可以通过家人或志愿者帮助老年人回忆、整理和收集相关纪念物品等进行。

（一）谈论老年人过往经历

根据老人的身体状况，其朋友及家人、志愿者可以间断主动与其交谈，倾听其谈论人生过往经历，包括美好和有遗憾的记忆。美好的记忆包括其每个人生阶段记忆深处最自豪的事情、最怀念的地方、最感激的人等。通过分享美好人生经历，唤起其对有意义人生的满足。有遗憾的记忆包括其错过的人、愧对的人、错过的事等。生命因为缺憾而美丽，故倾听者帮助引领老人以欣赏和重审的心态回顾其人生遗憾的经历，重新整理及评估人生。

（二）制作老年人回忆录

有条件的情况下，老人的家人、朋友或志愿者等与老人一起听其回顾自己的学龄前期、学龄期、少年期、青年期、成年期和晚年期各个阶段人生中重大的事件或值得保留和回忆的往昔，对自己有深刻影响的人及事件。家人、朋友或志愿者等帮助老人将其回忆整理，追加图片制作成回忆录、回忆相册等，也可以用录像、录音等方式，制作老人生平介绍短片。不管哪种形式的回忆录，均需要老人参与，根据其喜好最终确认内容及形式。通过回忆录，记录、评价及整合老人一生的经历，让其对自己人生重要事件给出明确的结论。通过整理的回忆录，让老人与朋友及家人分享自己的人生经历及感悟。在此过程中，着重引导和帮助老人回忆及记录其对家庭及社会有贡献的事情、对老人及家人意义重大的事情，通过这些增加老人对自己人生没有虚度的成就感。整理的回忆录让家人留念，减少老人对离世后家人会遗忘自己、自己好的感悟没有留给后代的担心。

（三）整理及完成老年人人生未尽事项

身体较好的老人可自己完成，身体较差的老人可在家人、朋友及志愿者的帮助下，系统整理目前人生未尽事项，根据情况尽量完成最主要的未尽事项。

1.老年人自己最想做的事情

老人通过细心思考，排列出自己目前最大的心愿。根据老人的身心状况不同，不同阶段的愿望可能不同，照护者需要多次询问老人的愿望，尽量帮助老人实现不同阶段的愿望。老人身体状况比较好的时候，这些愿望可能是最想去老家、名山大川等地方看看，和长时间没有见面的老朋友、老同学、外地的亲人等最想见的人见面，其他还可能有最希望获得的原谅或理解，最想穿的衣服、吃的美食，人生最后阶段最想居住的地方，最想陪伴的人，最想做的善事，最希望拥有的花、书、画等物品或礼物等。老人身体状况较差的时候，愿望可能是和远方的亲人视频会面，能够离开医院回家，希望回到老家度过人生最后时光，能够再到花园晒一下太阳，再到公园看他人下棋、跳舞，到河边看他人钓鱼等。有些老人生命末期出现疼痛、恶心、呼吸困难等不适，如果老人神志尚清楚，其愿望可能是不要安置胃管、不要反复劝自己进食、不要气管切开、尽量控制自己疼痛等不适，让自己舒适；当然也有老人希望尽量延长自己的生命等。照顾者应该尊重老人的决定，尽量帮助老人实现其愿望。

2.老年人希望说出但还没有说出的话

中国台湾安宁照顾之母——赵可式老师提出"四道人生"，即道谢、道歉、道爱、道别。老年人的生命即将走向终点，家人和老人之间需要彼此进一步交流。老年人需细心回顾对自己的亲人（配偶、子女、孙子女等）、朋友等未说出的言语，通过面谈、写信、录音等多种方法，向他人道出自己的感谢、真心的爱，说出自己的歉意，甚至不忍的道别，让自己和家人、朋友均安心，不留人生遗憾。

（四）其他

1."卫星定位"

有的老人尤其是患病的老人，在临终期意识模糊，甚至出现幻觉，不知道自己所在的位置，社会工作者可以和老人一起进行"卫星定位"，帮助其明确身在何处、自己的现状；可以通过照镜子，让老人看清楚现在的自己是什么模样、自己的变化，以及周围老人是否也是这样，让老人接纳自己，通过对比，肯定自己的变化和存在。

2.生命智慧

生命智慧是老人一生的积累，包括个人的修养、对人生的态度、对名利的看法、座右铭等，可以帮助老人提升生命的存在感、意义和价值，使其保持积极向上的动力。

3.获得新生

输入希望，让老人和家属释然，平淡地看待生离死别，这或许是一个阶段、一个转折点、一个新起点，而不是极度痛苦或重大灾难，我们都有能力面对和迎接死亡，面对生活的改变也充满新的希望，使其为自己的心理建设做好准备。

在回顾人生历程中，引导老人回顾自己最亲密的人在脑海中的印象，如父亲、母亲、子女，以及他们在生命中的地位、变化和对自己的影响，记录对他们最想说的话；回顾各个年龄段中发生的重大事件或值得保留和回忆的往昔，有什么人对自己有深刻的影响，引导其提升满足感、成就感。对于一些负面或不够积极的方面和元素进行弱化处理。通过回顾了解老人生平是否有一些未了的夙愿，如自己最想去的地方、最想见的人、最想吃的美食、最希望获得的理解、最希望保留的物件等，和老人家属沟通后，尽量了却其夙愿。引导老人理性地处理身后事情，引导家人以更加有意义的方式纪念老人，如有的老人希望自己可以海葬，有的老人希望自己可以回归山林等。

（五）人生回顾的作用

人生回顾不仅是要更好地了解老年人的一生，重要的是通过回顾获得领悟。让老年人现有的生活摆脱过去的阴影，生活得更满意、更有建设性，从而全然接纳自我，接纳面对死亡的现实，达到自我整合——生理、心理和心灵的和谐。

人生回顾可以恰当地引导老年人怀旧和回顾往事，对老年人自信心和能力的提升有极大的帮助。具体体现在以下几个方面：

1.调节情绪

人生回顾能够结合老年人的生理、心理特点，针对性地在寻找生命足迹方面让老人梳理自己一生的经历，使老人在回顾的过程中分享快乐、抒发郁结。

2.满足需求

人生回顾能够让老人的家属更加了解现阶段老人的需求，通过社会工作者、医护人员和家属的共同努力，让老人圆满地走完人生的最后一段旅程。

3.帮助坦然面对失去

人生回顾能够让老人和家属在面对人生终点站时可以更加坦然，尤其是年老的夫妻如何面对老伴的离去，让留下来的老人能够珍惜生活、活好当下。

4.帮助获得社会支持

对于一些需要社工帮助的老人，通过人生回顾可以及时进行法律、经济等方面的帮助，如遗产的分割等。

二、尊严疗法

尊严疗法（dignity therapy）是针对临终患者的一种新兴的心理疗法，旨在降低临终患者的心理悲伤情绪，提高患者尊严水平，增强其生存意愿，进而提高生活质量，使患者有尊严地度过生命的最后历程。

（一）尊严疗法的作用

尊严疗法是一种针对临终患者的个体化、简短的新型心理干预方法。其认同生命的终结为自然生命的一部分。在人生最后有限的时间里，回顾并体验自己的一生。最值得自豪、最有意义和最想被后人记住的事情，并将人生智慧或感悟等精神财富留给自己爱的人。其作用如下：

（1）在减轻患者的悲伤情绪，提高其人生目的、意义、价值感，降低精神和心理负担，从而提高患者生活质量，增强患者尊严感。

（2）为患者提供可以敞开心扉、表达内心感受的机会。

（3）使患者感受到自己生命存在的价值、目的和意义，激发其对生活的热情，使其感受到来自家庭和社会的关爱及支持，进而增强生存意愿，有尊严地度过生命的最后时光。

（二）尊严疗法访谈内容

由接受过尊严疗法培训的医护人员、心理治疗师或精神学家实施访谈，依据访谈提纲对老年患者进行访谈，引导其进一步感受自己的成就，以及来自家庭和社会的关爱及支持，正向看待自己的人生。

1.尊严疗法访谈前的准备内容

（1）访谈前向被访者介绍、解释尊严疗法的目的、内容，被访者阅读访谈提纲并思考可能的回答。

（2）3～4个工作日后由访谈者对被访者进行采访并录音，采访时间大约为

60分钟。

（3）将录音转录成文本，整理、编辑、提炼成条理清晰的叙事文本，在3～4个工作日内返回给被访者，指导其阅读并纠正有误的地方。

（4）将修订好的文本返回给被访者及他们所希望看到的人。

2.尊严疗法访谈内容

尊严疗法访谈内容与人生回顾部分内容相似，但其更加系统，具体内容简单介绍如下。

（1）请介绍一些关于您人生历程的事情，尤其是您记忆深刻或认为重要的人生经历。

（2）您有哪些事想让家人了解或记住吗？分别是什么？

（3）在生活中您承担过的最重要的角色（如家庭、工作或社会角色）是什么？为什么您认为这些角色是最重要的？在这些角色中，您取得了哪些成就？

（4）您这一生中最大的成就是什么？最令您自豪的事是什么？

（5）您有哪些事想要告诉您爱的人？有哪些事还需要和他们再说一次？

（6）您对您爱的人有什么期望或梦想吗？

（7）您在生活中有哪些宝贵的人生经验想传授给家人吗？或有什么人生建议及忠告想告知您的子女、配偶、父母或他人吗？

（8）您对家人有什么需要特殊叮嘱的吗？

（陈　茜　吴锦晖　张晓艳）

第二章
老年人的尊严和生命质量

朱爷爷，82岁，胃癌晚期患者。朱爷爷老伴王奶奶多年来一直照顾朱爷爷，在和医生沟通中，王奶奶说："老朱是癌症晚期，非常虚弱，什么都不能做，希望让他住院得到最好的治疗。"医生关切地对她说："奶奶，朱爷爷是癌症晚期，因为年龄及身体关系，不建议手术和化疗，你们可以选择回家，通过缓和照护，减轻他的疼痛，帮助他好好调养身体，朱爷爷的生命质量会更高，如果强行治疗，他的身体吃不消，很有可能在治疗过程中去世。"王奶奶坚决拒绝，要求使用各种治疗手段，化疗加药物，即使每天的花费不菲。化疗过程中，朱爷爷身体状况较化疗前明显下降，并发症多，疗效并不好。化疗2周后，朱爷爷去世了。办理手续过程中，王奶奶拉着医生的手，悲痛万分地说："当初我真该听你的话把他接回家，这段时间我看到老朱化疗的时候躺在病房，呕吐，吃不了东西，忍受剧痛，不能跟我们说话，钱没了，他还遭这么大的罪，我太后悔了。"

台湾知名作家琼瑶曾发表过一封关于选择"尊严死"意愿的公开信，引发热议，再一次将"尊严死"的讨论推到了舆论的风口浪尖。

每个人对于生命的自主选择权都应得到尊重。对临终亲人的最好关怀就是把死亡的权利还给亲人，使其按照自己的愿望度过最后时光。人生有一个美好的开始，为什么不能有一个完美的落幕呢？

大多数人通过沟通交流，对缓和照护了解以后都能接受这一理念。因为缓和照护可以让我们的亲人得到更多情感方面的照顾，让生命的最后时光变得舒适、有质量、有尊严、有准备，以及拥有一颗平静的心，让最后的时光尽量无痛苦和有意义。

缓和照护是对终末期老人及其家属进行关怀照顾，各种环境下的人文关怀是其重要内容之一。在老人的家中、疗养院、养老院、医院、附近的公园等都可以提供缓和照护。虽然环境可能会有所不同，但不影响缓和照护向终末期老人及其家人提供行动和精神上的支持。缓和照护的目标是让患者离世时尽可能无痛苦和有意义，它的重点不在于离世，而在于老人离开前的生活有质量和有个人尊严。它以一种特殊的关怀方式，为老人及其家属提供帮助和希望。缓和照护认为生命就是一段旅程，目标是帮助老人在舒适、有希望、有尊严的陪伴中完成人生旅程。

一、正确认识临终老人的尊严

（一）尊严的定义

尊严是指人和具有人性特征的事物，拥有应有的权利，并且这些权利被其他人和具有人性特征的事物所尊重。尊严是权利和人格被尊重，更是一个人自尊、自强、自立的精神。而老年人的尊严是价值的尊严、道德高度的尊严、个人身份的尊严及人性的尊严。

（二）尊严的特点

1.尊严具有不可侵犯性

尊严存在于人与社会的多个方面，是人的生命形式所享有的、区别于其他生命形式的一种特殊的尊贵和庄严；尊严还指一个人自我的心灵和精神的不可侵犯性。

2.尊严是一个社会团体的保护意识

个体生活在同一个团体中，互相保护、依赖，而因为这种相互性就产生了社会利益，每一个个体都会因为社会动物的本性，本能地去保护团体利益，从而产生一系列连锁反应。

（三）维护临终老人的尊严

1.尊重生命及死亡

完整的生命过程包括死亡过程，这是不容置疑的客观事实。死亡的不可避免性是人类延续的必要条件，从这个意义上讲，死亡是伟大的。完整的尊敬生命应包括尊敬死亡。

2.给老人提供敞开心扉、表达内心感受的机会

大多数医护人员及家属都把过多的注意力放在治疗上，很难有时间倾听临终老人想要什么。老年人希望维持自己形象的完整，认为自己的形象如果不能像往常一样，就会影响到自己被对待的方式，也会影响到老人对自己的肯定，因此维持自己形象的完整不但是自尊的来源，也是让他人尊重的依据。

3.团队关爱老人

给予老人来自家庭和社会的关爱及支持，增强其生存意愿，使其有尊严地度过余生。团队关爱包括给予社会支持，亲属、朋友和医护人员给予有效的支持，照护者尊重老人，投入情感关怀。缓和医疗照护小组协助老人的家人一起为老人提供良好的照护，维护临终老人的尊严。

（1）家属是主要照顾者：在缓和照护中，家属不再奢望有治愈的奇迹发生，也不再无助地看着老人慢慢痛苦地死去。相反，他们可以帮助老人度过死亡的过程，为即将到来的离别做好准备。无论患者是亲人或朋友，他们都可以积极参与以满足患者的需要，并尽可能地达成他的愿望。

（2）缓和照护小组提供支持：缓和照护小组包括许多行业的成员。缓和照护医疗主任和主治医生监督护理计划；缓和照护护士协调护理计划，并提供专门的姑息治疗（缓解疼痛）服务；保姆可以协助个人护理和简单的家务劳动；志愿者可以聆听和提供情感支持；缓和照护心理治疗师可以提供心理及精神关怀。该小组可能包括各种治疗师，包括身体、心理、职业、呼吸、营养、按摩、音乐治疗师和药剂师。经过专业培训的志愿者还可提供其他相关的服务，如做简单的家务，帮助准备饭菜，充当同伴，并提供短期喘息服务，让家人和照顾者得到休息。制定个性化的照护计划，使患者和家属甚至朋友得到心灵的最大满足。

（3）增加患者的舒适度：缓和照护的宗旨是既不延长生命也不加速死亡，它通过有效的管理疼痛和其他症状来实现，并强调患者的舒适。缓和照护团队成员均经过了舒适护理、药物治疗及沟通等方面的专业培训。

（4）让患者有希望地度过人生最后一段旅程：现实生活中，死亡常常被视为天敌，都不愿意去谈论它。甚至有些人，当知道自己身患绝症的时候，情绪激动地放弃了一切希望。缓和照护旨在即使患者知道患有不能治愈的疾病但仍能保有希望地生活下去。

终末期老人可以对许多事情都抱有希望，如出去晒晒太阳，看看季节的变化，和老朋友碰碰面，修复家庭裂痕，处理一些财务事宜，和大家告别等。

缓和照护认为死亡过程是一种渐进的"放手"，而不是"放弃希望"。其重点是使剩余的生活变得有质量。为了减少终末期老人的痛苦，缓和照护给人们提供了温暖和关心，以及专业的医疗知识。对许多人来说，从亲身经历所爱之人的死亡过程，到慢慢学会"放手"，可能会使他们对死亡有更深的感触，这对于他们的人生来说是一笔不可多得的财富。

二、老年人的生命质量

（一）生命质量的定义

WHO将生命质量定义为个人在其所处文化和价值系统背景下，参照自己的标准、期望和关注，对自己生活状态的感受与评价。生命质量可以从体能和智能两方面加以判断和评价，它是生命存在和创造社会价值的前提和基础。生命质量和寿命是对立统一的，老年人的生命质量已经成为一个重要的公共卫生问题。

（二）提高老年人生命质量的方法

老年人的生命价值体现在其生活经验，对自身、他人及社会均有积极的作用。老年人的生命是神圣不可侵犯、至高无上、极其重要的。老年人要融入社会、融入时代、与时俱进。提高老年人的生命质量，既强调国家的关注和重视，家庭的氛围，也强调老年人应该积极参与社会活动，自尊、自立、自强，以人为本，促进老年人的全面发展，全面提高老年人的生活质量。

1.保持健康活跃的头脑

学习新的知识和技能对老年人非常重要，而最重要的是要持续学习新的东西。子女要多建议父母走出家门，帮助他们学习新的知识。

2.保持积极乐观的态度

老年人保持积极乐观的态度，包括幽默感、宽容的心态等。不抱怨、不忧心对健康极其重要。

3.参与疾病的管理

老年人应该在医护人员的指导下，参与自己所患疾病的管理，用积极正确的态度面对疾病，配合治疗，提高自身的生活质量。

4.关注他人和社会，奉献自己的余热

老年人把自己的人生感悟、人生技能传承给下一代，有利于提高老年人的生命质量。老年人不能只关心自己和家人，还要关注社区、国家等。根据自己的能力，帮助他人，回报社会，这样有益于老年人的健康。

（三）终末期老人的生命质量现状

1.缺乏照护资源

中国的临终老人大多数收入偏低，医疗花费巨大，整体负担较重，处于经济贫困状态。目前，家庭照护在我国临终照护中仍承担重要作用，但随着独生子女增多、劳动力外迁、家庭关系变化，家庭照护功能日趋弱化，机构和社区照护得到较快发展。因此，临终照护费用也会因机构养老比例上升而增加。国内临终关怀机构资金十分匮乏，老年人服务费用居高，负担较重。这种状况影响了临终老人的生活，因经济拮据或得不到经济支持使其基本生活需求得不到满足，营养补给得不到改善，生活质量低下。

2.缺乏临终关怀服务支持

临终老人由于缺乏身体照护，情感、心理或精神关怀等而处于困难的境地。一般而言，临终老人身体虚弱、生活自理能力较差，需要他人照护等服务。目前，许多临终老人生活自理能力差，卧床时间长，缺乏临终关怀服务支持，处于社会贫困状态（包括身体贫困与精神贫困），生命质量堪忧。

3. 部分老人接受过度医疗

老人被诊断出晚期癌症，家属的态度通常有两种：一种是认为老人年纪大了，经不起手术、放疗和化疗的折腾，还是让他舒服地活着，坦然地离开为好。另一种则是不惜付出大量金钱，带着老人四处求医，恨不得所有治疗手段都试一试，他们相信各种治疗手段一定可以减轻病痛甚至根除疾病。而老年人随着年龄的增长，器官功能储备下降，身体机能变差，肿瘤侵袭，使身体并不能承受过多的治疗。家属看重生命长度胜过生命质量，老年人往往在接受过度医疗后生命质量反而急速下降。

（四）提高终末期老人的生命质量

1. 为老人提供临终或缓和照护

我们可以借鉴一些发达国家的成熟经验，如英国建立了不少缓和医疗机构或病房，当老人所罹患的疾病已经无法治愈时，缓和医疗的人性化照顾被视为理所当然的基本人权。通过构建临终或缓和照护机构，为终末期老人提供关怀照护，提高其生存质量。

当个人的疾病不再对治疗有反应时，可以适当地选择缓和照护。缓和照护对终末期充血性心力衰竭或肺部疾病、晚期癌症、晚期阿尔茨海默病、帕金森病等没有治愈希望的疾病患者有重要意义。缓和照护为患者在已经把治疗方案都用尽或不再想接受痛苦或不愉快的治疗时提供了希望，将焦点从治愈疾病转向提高生命质量。

不幸的是，许多患者直到晚期才接受缓和照护。缓和照护专业人士发现，早期接受缓和照护的患者有更多的时间与缓和照护团队建立信任关系，也有助于缓和照护小组找到控制疼痛和其他症状的方式，并预防这些症状的发生。患者加入缓和照护越早，他们就越有可能从缓和照护小组提供的关怀和支持中获益，具体见表2-1。

表2-1 缓和照护为老人及其家人提供益处

项目	具体内容和特点
共同服务患者及其家人	1. 满足终末期患者及其家人身体、社会、情感和精神的需求 2. 患者和家人有更多的时间为其死亡做准备
患者服务	1. 缓和照护可以在需要时让患者住院，以改善症状或让照顾者得到稍许休息 2. 舒适、尊严和生活质量是重点 3. 规范机构缓和照护人员24小时、每周7天随叫随到 4. 在缓和照护的支持下，患者及其亲人一起居住在家，临终前保持内心平静 5. 缓和照护团队成员在与终末期患者及其家人合作方面受过专门训练，有助于控制疼痛和缓解其他不适症状
家人服务	1. 为患者家人提供支持 2. 患者去世后缓和照护为家属的悲伤提供心理支持

2.家人参与老人照护

医生除了"提供解除临终痛苦和不适症状的办法"外，为给患者提供更好的照护，还会向患者家属提出多项建议和要求：①要多抽时间陪患者度过最后的时刻；②要让患者说出希望在什么地方离世；③听患者谈人生，记录他们的音容笑貌；④协助患者弥补人生的种种遗憾；⑤帮助患者回顾人生，肯定他们过去的成就。

缓和医学的创始人西西里·桑德斯女士曾说，尊重生命，就是要尊重生命的自然规律和事实。生命之所以可贵，就是因为它一去不复返。尊严地活着，尊严地死去，是我们追求的最高人生境界。

（谢灵灵　古　红　李媛媛）

第三章
面对死亡的不同心理及应对措施

赵爷爷，72岁，由于"咳嗽、痰中带血2个月余，伴胸背部疼痛1个月余"入院治疗，医生诊断为肺癌全身转移。其老伴丁奶奶长期照顾他，某天早晨交班时，护士汇报夜间巡视时发现赵爷爷夜间惊醒几次，当天下午，丁奶奶也告诉主管陈医生："昨天晚上老赵好像知道了检查结果，在问我这次能否出院，希望医生重新给他安排更好、更贵的检查，看看是否是检查出错了。"几天后，得知多科会诊的结果仍然是肺癌全身转移，赵爷爷要求请最权威的专家再次会诊，对主治医生的医疗水平、护士及其老伴的照顾均不满意，甚至打翻准备好的午餐。护士小王告诉丁奶奶："赵爷爷出现这种情绪是正常的，让他把负面的情绪发泄出来。您也不要太过悲伤，试着和赵爷爷聊聊以前值得回忆的事，或者最近有什么高兴的事，转移他的注意力，同时还要特别注意赵爷爷的情绪是否发生变化。"

人体是具有进食、代谢、排泄、呼吸、运动、生长、生殖和反应性等功能的系统，包含储藏遗传信息的核酸和调节代谢的蛋白酶。我们所说的生命是由自然生命、精神生命、社会生命所构成的具体而完整的生命存在。国外调查显示，96%的人表示如果他们患了癌症，希望能被告知；85%的人想知道他们还能存活多长时间。国内数据显示，87.3%的老人会选择在医院度过最后时光，8.3%的老人愿意在家中度过最后时光，3.4%的老人选择在养老院度过生命的最后时光，1%的老人不确定自己会选择何地来度过最后的时光。被诊断出绝症后，55.4%的老人选择对症治疗，18.1%的老人选择听取医生的安排，17.2%的老人选择不治疗，5.9%的老人希望继续高技术治疗，3.4%的老人不确定会选择何种治疗方式。根据缓和照护理念，在老人临终阶段我们其实有很多事情可以做，减少老人身体疼痛的同时，更应关注其内心感受，家属陪同老人共度生命最后的时光，让他们有尊严地走完人生最后一段旅程。

大多数临终老人倾向于独自思考死亡问题，比较关心死后的遗体处理：土葬还是火葬，是否被用于尸解或器官捐献移植。他们还会考虑家庭安排、财产分配；担心配偶甚至子孙儿女的生活、工作、学业等问题。

同样，家庭成员也会感到焦虑和恐惧，这源于他们即将失去亲人的痛苦——他们无论做什么都改变不了亲人将要离世这个事实。他们这种痛苦的情绪有时会转化为怒气发泄到自己或身边的人身上，之后也可能因为这种行为而感到内疚。作为一个照顾者，可能会认为自己的行为是疯狂、自私或不可理喻，但事实上，这种行为是其内心情感真实有效的表达，无论它们有多奇怪或多不合理，我们都不能否认它们的存在。

每个人的死亡过程都是独一无二的，当人们了解关于死亡的自然规律和临终时可能出现各种情绪表现，才会知道什么对临终老人有用，什么是无用的。

一、死亡的5个阶段

伊丽莎白·库伯勒·罗斯博士的经典书籍《死亡与濒死》将临终老人的心理分为5个阶段：否认阶段、愤怒阶段、协议阶段、抑郁阶段和接受阶段。这5个心理阶段不一定是依次出现的，有时某些阶段甚至会反复出现。

（一）否认阶段

在否认和孤立中，老人不承认自己身患绝症，企图逃避现实，多表现为震惊、焦虑、心神不定等，"这不可能发生在我身上！""一定是检查报告有错误！"。当临终老人处于否认状态时通常拒绝谈论疾病，其认为只要不去谈论它，这件事就会自动消失。

否认是一个能帮助老人适应痛苦现实的强大工具。在短期内，否认阶段可以帮助临终老人消化这些坏消息，直到能够接受和适应。然而，有些老人长期陷入不接受病情的否认状态，他们拒绝面对现实、拒绝安慰，紧张和恐惧时刻围绕着他们，使他们渐渐变得衰弱。

家庭成员也会经历否认这个阶段，在这种情感的支配下，他们不知道怎么与临终老人交流，自己的生活和工作也无暇管理。虽然否认的情绪有时会使临终老人与家庭成员之间产生沟通障碍，但它可以帮助临终老人及其家庭成员从死亡的一个阶段过渡到下一个阶段。

（二）愤怒阶段

愤怒是死亡过程的另一个阶段。在这个阶段，一旦病情发生改变，老人可能会怨天尤人，多表现为痛苦、愤怒、怨恨等，责怪命运不公："为什么得病的人是我不是别人！这不公平！""为啥好人没有好报！"等。家庭成员和医务工作者会首先感受到来自老人的这种愤怒，老人可能会责怪医生的能力不够而不配合治疗，如擅自拔掉输液管道或监护仪。

家庭成员也经常会感到愤怒。他们可能会抱怨医生为什么没有及时发现这种疾病，也可能会因为朋友或其他家庭成员和自己意见不一致而发怒，还可能因为经济状况不足以支持疾病的治疗而感到愤怒。

愤怒常常被看作是一种消极的情绪，但事实上，愤怒是正常的，要充分理解这一阶段老人内心的恐惧与绝望，只有把它宣泄出来，心情才能得到缓解。在此阶段，家庭成员应多陪伴老人，尽量满足其需求。

（三）协议阶段

在这个阶段，老人及家庭成员都已接受生命进入终末期的现实，祈求通过获得时间或机会来避免这个必然发生的事。例如，进入终末期的老人会说："如果让我重新活一次，我会多关心我的老伴，而不是天天和他吵架。"临终老人的儿女会哭喊："老天求求你让我母亲好起来，之前我嫌母亲啰嗦，陪伴她的时间太少，从现在起我会花更多的时间陪陪母亲。"

（四）抑郁阶段

当人们感到悲伤的时候，有时会使用"抑郁"这个词。抑郁和悲伤是不一样的，悲伤，仍然可以体验笑声、喜悦和希望，抑郁比悲伤强烈得多，严重者会患上抑郁症。在这个阶段，老人已认识到治疗无望，面对死亡的来临，老人可能动作减缓、食欲下降，似乎对什么也提不起兴趣，不欢迎客人到来，身心非常痛苦，甚至可能自杀。幸运的是，抑郁症通常可以通过治疗和照护来缓解。

如果照护者感觉到老人及家庭成员有沮丧的情绪，要及时通知医务人员、社区工作者或其他卫生专业人员，以便治疗。家庭成员应多倾听和陪伴家人，安排好友聚会，给予其精神上的支持，必要时防止其自杀。重度抑郁症的迹象包括：①情感淡漠，行为举止也变得迟缓；②出现不同症状的幻想；③不愿与人接触；④长时间悲伤、焦虑；⑤频繁的抱怨；⑥表现出内疚、无助、绝望和无价值感；⑦增加饮酒或药物（包括处方药）使用的次数或剂量；⑧自杀或有企图自杀的想法。

（五）接受阶段

缓和照护的最终目的就是到达接受这个阶段——为死亡做准备。在这个阶段，老人及家庭成员接受了死亡这个事实，不会寻求过多的医学治疗，家庭成员尊重老人要有尊严地离去这一愿望，愤怒和悲伤褪去，表现为稳定、平静、少言寡语。这是一个承认生命结束的过程，在这个过程中，给临终老人一个安静舒适的环境，帮助其完成未了的心愿，让家庭成员多陪伴在其身边，使用身体触摸等方式让临终老人感受到关爱。

二、面对死亡的不良情绪及其处理

有一部分临终老人可能会经历一个或多个阶段（并非必然按照理论所提出的顺序），也可能在各个阶段之间反复经历愤怒，然后变得抑郁；或者直接接受死亡，然后变得平静。正如伊丽莎白·库伯勒·罗斯所说，这是一个帮助人们理解死亡过程的模式。

一个人的生活态度可以预测他对死亡的态度。例如，遇到困难就产生怒气的人，在面对死亡时很容易产生愤怒的情绪。同样，倾向于在冲突中讨价还价的人，在协议阶段消耗的时间可能会超过其他人。

除了上述5个经典的死亡阶段，临终老人和家庭成员还可能有其他情绪，照护者必须正确认识及应对不良情绪。

（一）不良的情绪

死亡这个未知数，是人们无法控制的。虽然我们承认死亡这个自然规律，但是和它斗争是不可避免的，每当谈及死亡，人们就会产生极其负面的情绪。对死亡感到恐惧是很正常的，并且可能还会有悲伤和内疚等情绪。

1.恐惧

经过终末期疾病诊断的冲击后，大多数人会感到恐惧。对未知的恐惧可能会超过对死亡本身的恐惧。临终前老人及其照护者常见害怕或恐惧的问题见表3-1和表3-2。

表3-1　临终前老人常见害怕或恐惧的问题

恐惧的问题	具体内容
身体不适	害怕身体会出现无法控制的疼痛等症状
外貌改变	害怕自己的容貌会变丑
担心家人	1.担心自己照护需求多，成为家人的负担
	2.对家庭经济状况担忧
	3.担心家人特别是依赖自己照料的配偶、儿女等失去自己的帮助以后难以生活下去
	4.担心因为自己的死亡将给家人带来的悲伤
	5.担心家人为财产争吵
死后无人记得	担心家人会忘记自己

表3-2 临终前老人的照护者常见害怕或恐惧的问题

恐惧的问题	具体内容
承担责任	害怕自己所要承担的责任
对他人的担心	1.担心不能满足老人的照护要求
	2.担心忽视其他家庭成员的感受和生活中的其他责任
	3.担心不能安慰其他家庭成员
	4.担心老人离世时不能陪伴在其左右
处理情绪	1.可能会担心情绪失控在老人面前暴露自己的恐惧
	2.可能会担心老人离世的时候不能控制自己的情绪
其他人的看法	可能会担心别人觉得自己做得不够
今后的生活	害怕失去亲人后的生活不如从前

虽然人们不能预知未来，但可以提前为此做好准备。照护者及老人可以尽可能多地了解死亡，试着正确地面对它。越是理解死亡，越能做到安详平静地面对死亡，以此减轻临终老人的痛苦和恐惧。作为照护者，与老人关系越亲密，越应该多抽时间来陪伴，减轻临终老人孤寂、恐惧的心理。如果人总是怀念过去和畏惧将来，就会忽略现在，不能平静满足地过好每一天。当自己开始感到害怕时，请深呼吸、放松，提醒自己能做到最好，这样能让恐惧逐渐消失。

2.内疚

内疚是人们惩罚自己不完美的方式。对于临终老人，内疚可能是另一种压力来源。"为什么我不早点求医？""为什么出现症状时我不去看医生？""为什么我不去购买更多的保险？""为什么我不去度假？"

内疚也可能影响到家庭成员，"为什么我不坚持让他做一个体检？""为什么我没有陪他出去旅游一次呢？""为什么今天早上我要为了一点小事向他发脾气呢？"内疚是一个恶性循环。不要停留在目前的情况，想想自己之后要做什么。不要期望完美，如果没有达到期望，不要感到内疚，只要尽全力去做就行了。家庭成员要与老人谈谈自己的感受，问对方"您需要什么？"，或者换个角度思考，体会和了解老人的需求，让临终老人感受到被关心和被爱。

3.尴尬和耻辱

目前社会倡导人要独立和自力更生。大多数老人在终末期诊断出现前都是独立和自主的，如果有一天变得生活不能自理，老人可能会感到尴尬和耻辱。"我感到很无奈""我以前能照顾我的家人，可是现在需要他们来照顾我了""如果我什么都干不了，生活也就没有意义了""我的家人帮我清理身体让我感到很尴尬"——特别是与老人性别不同的非配偶照护者。老人可能难以开口寻求帮助，照护者必须学会识别老人什么时候需要帮助和需要什么帮助，然后温柔地提供帮助，让老人获得身体的整洁干净，维护其尊严，站在老人的角度思考问题可以使事情变得更容易解决。

4.自怜

老人和家庭成员会感到自怜，这是完全正常的。请记住，如果不能改变所发生的一切，尽全力做好自己就可以了，不要让自己因长时间生活在消极的情绪中而变得不知所措、疲惫不堪。

5.悲伤

悲伤通常与死亡本身有关，它发生在整个死亡过程中。从让人崩溃的终末期诊断到死亡这段时间里，临终老人可能会因为丧失对身体的控制或失去实现梦想的能力而悲伤。死亡之前的悲伤被称为预期的悲伤，它来源于身体和心理的疼痛。痛苦和眼泪都是真实的，是内心真情实感的表达。照顾者应试着与老人交谈，让他们毫无顾忌地将悲伤表述出来。

（二）不良情绪的处理

面对老人临终发生的不良情绪，照护者及老人可以采取一些措施，缓解不良情绪，具体见表3-3。

表3-3　老人临终产生的不良情绪的处理措施

处理措施	具体内容
尝试做的事情	1.倾听彼此
	2.承认他人的价值
	3.释放自己的情感
	4.一起计划一场愉快的活动
	5.深呼吸，放松练习和试着想象
	6.寻求支持
	7.回忆生活中充满希望或精彩的故事
	8.列出每天觉得开心的事
	9.庆祝小的胜利
	10.微笑和大笑
	11.抚摸和拥抱
	12.放声大哭
	13.当自己独处时通过大声叫喊来释放不良情绪
	14.对安静感到舒适
	15.保护他人隐私
	16.公开表达自己的爱
要避免的事情	1.不要带有个人的情绪
	2.当老人沮丧时不要让他"振作起来"
	3.如果事情变得糟糕，不要长时间责怪自己
	4.不要试图从看似不合理的感觉或陈述中判断老人，并表现出同情和理解
	5.不做评判，接受和支持老人的所有感受
	6.如果没有事先询问，请不要随意提供帮助
	7.除非被提出请求，否则不要随意提出建议
	8.不要害怕使用"垂死"和"死亡"这两个词
	9.不要使用"事情可能会更糟"或"这已经是最好的"这种陈词滥调

三、正确面对老人死亡的措施

（一）让老人感觉被爱

爱与被爱是相互的，人们都需要无条件地爱自己、爱他人。被爱是缓和照护的一个组成部分。那些临终的老人同样需要亲情和爱的鼓励，告诉他们："我们愿意陪伴你一起度过。"让他们知道自己仍然是被人爱着的。即使家人和老人很快就要分开，也要无条件地给予爱。

（二）最后的时光仍然抱有希望地生活

在整个濒临死亡的过程中，老人都要怀抱希望。临终老人可以希望与家庭成员一起度过愉快的时光；希望自己能爱与被爱；希望直到死亡来临时，家庭成员与自己都互相陪伴。家庭成员可以希望老人的症状能得到控制；希望自己能够让老人安然离世。寄希望于那些有把握的事情，才能梦想成真。抱有希望地活着，可以给临终老人和家庭成员一些时间去向不可避免的死亡离别妥协。

（三）完善最终的人际关系——"四道人生"

许多人在死亡即将到来时才意识到向家人和好友表达自己的真实情感。现在是时候说："谢谢你""我爱你""对不起，请原谅我""我原谅你"和"再见"了。在老人濒临死亡的过程中，他和家庭成员的关系由此也变得更加紧密。一旦一个人开始从生存过渡到死亡，爱、宽恕和平和的重要性就显而易见了，也就没有时间埋怨或怨恨了。老人及家人、朋友应充分利用老人的最后时光，"道爱、道谢、道歉、道别"，无遗憾地完善老人最终的人际关系。

（四）通过讨论处理冲突

有时误会可能导致冲突，冲突可以通过不同的方式来处理。临终老人和家庭成员可以忽视产生的问题，使气氛缓和，也可以通过争论，或尝试通过讨论和妥协来解决问题。

解决冲突最好的方式是开诚布公地谈论问题。临终老人和家庭成员必须思考：直面这个问题的代价是值得的吗？例如，临终老人可能想讨论自己葬礼的安排，但他的儿女还未能接受即将到来的死亡，拒绝讨论，说这为时过早。老人必须合理分配自己的精力，处理好儿女对这件事的抵触情绪和自我封闭态度，并安慰他们。儿女们必须调整自己的态度，必须面对所有来自对老人死亡的恐惧，并使老人感到高兴。为了对所涉及的问题进行讨论，双方必须认可这个讨论是"值得的"。

（五）保持幽默感

在面对一些严重的终末期疾病时，人们通常可能会觉得"幽默"无立足之地，但在大多数情况下，不是这样的。如果临终老人本身就是一个幽默的人，请欣赏并帮助他保持这一份幽默感。笑可以打开人的内心，能带走一些伤害，会唤回人们对过去发生的有趣事情的回忆。

（六）精神支持及信仰应对精神问题

终末期疾病诊断后，许多人对他们的生活和死亡的理解出现偏差，可能面临精神、心理问题。精神上的支持可以采取多种形式，如通过与家庭成员相互关怀和陪伴来接受死亡的现实；或信奉某种宗教，相信佛的存在或信仰一种有组织的、合法的宗教等。无论哪种方式，精神上的支持意味着传递信心、希望和爱。对有信仰的人来说，信仰是精神支持的重要组成部分，老人及家庭照护者要相信"一切都是美好的""一切都是上苍最好的安排"，即使自己不理解发生了什么或为什么会发生。信仰可以减少人们的恐惧，让生活更加完整。每个人都有自己所追随的信念，即使是相信明天太阳一定还会升起这样简单的事，都会给予自己信心和希望，虽有老人即将离世的不幸，但精神力量能支撑老人及其家人度过最后的时光。

人们了解死亡所伴随的感觉是接受死亡的第一步，这需要时间，在这个过程中，会有欢笑、泪水及各种情绪的出现，这是自然和正常的。面对死亡这一天总会到来的事实，老人及其照护者应以平和的心态面对和接受死亡，从而维护老人生命最后的尊严。

（吴　驭　陈　丽　王晓玲）

第四章
生 前 预 嘱

王阿姨，70岁，是一位性格开朗、爱说爱笑的东北人，平时对各种新鲜事物都十分感兴趣，如喜欢聊微信、网购等，还特别爱美，朋友们都叫她"时髦阿姨"。有一天，王阿姨外出买菜，突然遭遇车祸，全身多处骨折，严重的颅脑损伤，昏迷不醒，家属急忙赶到医院。陈医生面色凝重地告诉家属："王阿姨已经没有手术治疗的可能，只有通过气管插管用呼吸机来维持生命，营养问题只能用安置胃管的方式解决，希望家属商量后尽快决定。"儿子满含泪水，来到王阿姨床旁，轻轻地握着王阿姨的双手，在其耳边说着什么。然后慢慢地站起来，很认真地对医生说："我母亲是一位很开明的人，她之前就再三告诉我，她不想进ICU，不想用呼吸机，我们选择让她安静地离开，只要没有痛苦。"就这样，全家人默默地陪着老人，3小时后王阿姨安静地离开了亲人。

当一个人即将走到生命的尽头，不能安祥地离去，反而要被迫接受各种痛苦的抢救措施，即使抢救成功，也不能真正摆脱死亡，只是在这些仪器的帮助下，毫无尊严地活着，完全没有生活质量。帮助每一个进入生命末期的患者实现有尊严的离世，这是对生命最大的尊重，在世界上很多国家和地区，"生前预嘱"的推广正在帮助人们摆脱这样的困境，实现"尊严死"。

生前预嘱（living will）是人们事先，也就是在健康或意识清楚时签署的，说明在不可治愈的伤病末期或临终时要或不要哪种医疗护理的指示文件。这一词汇译法不同，有"生预嘱""活预嘱""预立医嘱""预先嘱托"等。2011年6月，中国首个民间生前预嘱文本出现，推广尊严死亡。有了生前预嘱的存在，才能实现真正意义上的"尊严死"。

一、生前预嘱产生的背景

（一）过度医疗与"尊严死"

1.过度医疗

过度医疗是指医疗机构或医务人员违背临床医学规范和伦理准则，不能为患者真正提高诊治价值，只是徒增医疗资源耗费的诊治行为。或者说，在治疗过程中，不恰当、不规范甚至不道德，脱离病人病情实际而进行的检查、治疗等医疗行为。过度医疗包括过度检查、过度治疗（包括药物治疗、手术治疗和介入治疗等）、过度护理。对过度医疗的判断没有一个具体的量化指标，一般是以对病人的诊疗总体上是趋好还是伤害作为判定的基本准则。

2.尊严死

"尊严死"也被称为"自然死亡"，是指在生命末期治疗无望的情况下，放弃人工生命支持治疗的手段，让患者平静、自然、有尊严地走到生命的尽头。

（二）我国的"死亡质量"

2010年，英国经济学人智库（Economist Intelligence Unit，EIU）首次发布了与新加坡连氏基金会共同完成的一项死亡质量指数（quality of death index，QDI）报告，对40个国家和地区临终护理水平做出了评估。它通过姑息治疗与医疗环境、人力资源、医疗护理的可负担程度、护理质量和公众参与水平等多个维度进行评估。2015年全球80个国家死亡质量排名中，中国位于第71位，倒数第10名，位于印度之后。生前预嘱的大力推广为改善终末期患者的死亡质量打开了一扇窗。

二、生前预嘱的实施现状

（一）生前预嘱的发展及现状

1976年，美国加州率先通过世界上第一个《自然死亡法案》（Natural Death Act）。所谓自然死亡，就是既不延长也不加速死亡过程，让其回归尽量自然的状态。这项法案允许不可治愈的患者依照自己的愿望选择是否使用生命支持系统。更由于使用了让当事人签署"生前预嘱"的办法而使它具有相当大的可操作性，在不到20年的时间里，类似的法案几乎扩展到全美国及加拿大。

2000年5月台湾通过了《安宁缓和医疗条例》，条例允许患者在疾病终末期拒绝心肺复苏。

2004年香港发布咨询文件，做出保留现有法律并以非立法的方式推广"预前指示"概念的结论，同时提出了在香港地区建议使用的"预前指示"表格。

2006年，罗点点创办"选择与尊严"网站，倡导生前预嘱和尊严死。2013年，罗点点和陈小鲁等一起创办北京生前预嘱推广协会。

（二）"选择与尊严"网站

说起"选择与尊严"网站（www.lwpa.org.cn），不得不提到罗点点，她是该网站的创始人之一。她与其团队不遗余力地推广生前预嘱，因为她曾经亲身经历了婆婆的离世，以及生命和死亡的选择，也曾因为选择撤掉婆婆的呼吸机而彷徨甚至抑郁，直到发现婆婆留下的小纸条，上面清晰地写着，如果有一天，生命即将结束，不希望过度抢救，并且希望罗点点来为她做决定。

如果有了生前预嘱，就能使生者和逝者能得以相安，不再让临终选择变成两难。

随着缓和医疗的不断发展，罗点点及其团队志愿者在"选择与尊严"网站推出了我国首个民间生前预嘱文本——我的五个愿望，所涉及的重要内容见表4-1。

表4-1　我的五个愿望

我的五个愿望	涉及的重要内容
第一个愿望 （我要或不要什么医疗服务）	1.我不要疼痛。希望医生按照世界卫生组织的有关指引给我足够的药物解除或减轻我的疼痛，即使这会影响我的神智，让我处在朦胧或睡眠状态。 2.我不要任何形式的痛苦，如呕吐、痉挛、抽搐、谵妄、恐惧或有幻觉等，希望医生和护士尽力帮助我保持舒适。 3.我不要任何增加痛苦的治疗和检查（如放疗、化疗、手术探查等），即使医生和护士认为这对明确诊断和改善症状有好处。 4.我希望当正规医疗手段对我束手无策时尝试其他疗法。 5.我希望不对我使用除正规医疗手段之外的其他疗法。 6.我希望在被治疗和护理时个人隐私得到充分保护。 7.我希望所有时间里身体保持洁净无气味。 8.我希望定期给我剪指甲、理发、剃须和刷牙。 9.我希望我的床保持干爽洁净，如果它被污染了，请尽可能快速更换。 10.我希望给我的食物和饮水总是干净和温暖的。 11.我希望在有人需要和法律允许的情况下捐赠我的有用器官和组织。
第二个愿望 （我希望使用或不使用生命支持治疗）	我知道生命支持治疗有时是维持我存活的唯一手段。但当我的存活毫无质量，生命支持治疗只能延长我的死亡过程时，我要谨慎考虑我是否使用它。当我要求不使用生命支持治疗时，它只包括： 1.放弃心肺复苏术。 2.放弃使用呼吸机。 3.放弃使用喂食管。 4.放弃输血。 5.放弃血液透析。 以下是在三种具体情况下我对要或不要生命支持治疗的选择，包括生命末期、不可逆转的昏迷状态、持续植物状态。 1.我要生命支持治疗。 2.我不要生命支持治疗，如果它已经开始，我要求停止它。 3.如果我的医生相信生命支持治疗可以缓解我的痛苦，则我要。但要求我的医生在认为对我已经没有帮助的时候停用它。

我的五个愿望	涉及的重要内容
第三个愿望 （我希望别人怎么对待我）	1.我希望当我在疾病或年老的情况下对我周围的人表示恶意、伤害或做出任何不雅行为的时候被他们原谅。 2.我希望尽可能有人陪伴，尽管我可能看不见、听不见，也不能感受到任何接触。 3.我希望有我喜欢的图画或照片挂在病房接近我床的地方。 4.我希望尽可能多地接受志愿者服务。 5.我希望任何时候不被志愿者打扰。 6.我希望尽可能在家里去世。 7.我希望临终时有我喜欢的音乐陪伴。 8.我希望临终时有人和我在一起。 9.我希望临终时有我指定的宗教仪式。 10.我希望在任何时候不要为我举行任何宗教仪式。
第四个愿望 （我想让我的家人和朋友知道什么）	1.我希望我的家人和朋友知道我对他们的爱至死不渝。 2.我希望我的家人和朋友在我死后能尽快恢复正常生活。 3.我希望丧事从简。 4.我希望不开追悼会。 5.我希望我的追悼会只通知家人和好友（可在下面写出他们的名字）。
第五个愿望 （我希望谁帮助我）	我申明，在这份表格中表达的愿望在以下两种情况同时发生时才能被由我选定的能帮助我的人引用。 1.我的主治医生判断我无法再做医疗决定，并且另一位医学专家也认为这是事实。 如果本文件中某些愿望确实无法实现，我希望其他愿望仍然能被不受影响地执行。我选定的能帮助我的人是：＿＿＿＿＿＿＿＿

源自："选择与尊严"网站。

（三）让生前预嘱发挥作用

1.事先充分了解与沟通

生前预嘱的讨论与签署一定是以"事先"为前提，甚至在健康状况良好、心智无任何问题的状况下进行，选择的地点最好是你家的客厅，而不是在急诊室或ICU。只有这样，在正确的时间和地点，经过充分的讨论，做出的选择才是明智的。

2.与专业人员达成共识，并获得认可

与主管医生多沟通，从专业的角度详细地了解选择或放弃哪种医疗服务可能会得到的结果，如心肺复苏术，对于临终患者，选择它，虽然可以用人工的手段短暂地维持基本的循环和呼吸功能，但在抢救过程中可能导致患者肋骨骨折，更增加了患者的痛苦，并且对临终患者的生存质量没有改善。

3.明确表达自主意愿

得到家人、专业人员、朋友或社会工作者的帮助，听取他们的建议或意见是十分重要的，但是你要清楚的是，这是你的选择，维护的是你的尊严，你想要的

才是第一位的，不要被迫迁就。

4.可随时改变

虽然你已经做出了认真和慎重的决定，但疾病、死亡毕竟是一个很复杂的过程，不到那一刻，你不一定知道自己真正想要什么，因此，当你需要做出改变时，不要迟疑。

5.必要时委托或代理

虽然在疾病的终末期患者会意识丧失，不能再为自己做出决定或选择，但患者的家人或单位的领导可代替患者做出决定。你需要在神志清楚时选定委托人，将你的愿望告知他，最大限度地尊重你的选择。

正如"选择与尊严"网站的Logo所表达的："一颗美丽的七彩树，树下一片红叶正在飘落，在这里不惧死亡，只有自然"。虽然在我国生前预嘱尚未立法，但它的推广势必使死亡变得更加自然与安详。

（张晓艳　李沙沙　古　红）

第五章
静美平和辞世

泰戈尔的诗句"死如秋叶之静美,不盛不乱,姿态如烟",用秋叶来比喻死亡的静美。虽然我们常祝福自己的亲人"长命百岁",但即使百岁老人,百岁之后仍然要面对死亡的到来,死亡是每个人都必须面对的。安详、无痛苦、无牵挂离世的善终是我们对即将离世的亲人的期盼。善终是个体生命的基本权利。

第一节 中国文化的生死观

一、古老中华文化认为善终是福

人的生命是一个自然的过程,如同草木,正所谓"人生一世,草木一秋",每种生物均有各自的茂盛与衰败时期。不论是翠绿的嫩叶、繁茂的绿叶,还是金黄璀璨的秋叶,或枯枝落叶,均有不同的意境。

国人常说的吉祥话"五福临门",其中五福源自《书经·洪范》,是指富贵、长寿、康宁、修好德与考终命,是人人皆求的福气。其中考终命即安详离世,也就是善终,可见中华文化千百年前就重视善终,将安详自在地离开人世作为一大祈求的福气。

二、中国文化对生与死的认识

生死观是长期社会生活形成的文化组成部分。中国文化博大精深,不同的流派对生与死有不同的认识。对我国文化影响巨大的三大哲学流派儒家、道家、佛家都很重视人的生命,强调自我价值的体现。这些死亡观中均有积极和消极的方面。

(一)儒家的观点

儒家讲"舍生取义",来源于《孟子·告子上》:"生亦我所欲也,义亦我所欲也,二者不可兼得,舍生而取义者也。"就是说有比生命更重要的事情,生和义之间不可兼得,那么这个时候要舍生取义。儒家的死亡观主要包括死亡是对生命的否定，人的生命非常珍贵；死亡是对人生的盖棺定论，是人生价值的最终评定；重视丧葬和祭祀。这种重视丧葬和祭祀的思想虽有肯定死者价值的因素，但如果其仪式举行过度则劳民伤财，加重了生者的经济负担。

（二）道家的观点

道家讲"天人合一""生死齐一"，认为人是大自然的一部分，人不应该畏惧死亡，而应平静地面对死亡，故庄子丧妻，鼓盆而歌。道家认为"天地尚不能久，尔况于人乎？"体现一种积极向上的优逝观。但也由于认定生命只有一次，而希望通过修道"得道成仙"或"长生不老"，让这一生长长久久。

（三）佛家的观点

佛家讲"生命轮回，因果报应"，人是由"色""受""想""行""识"——"五蕴"结合而成，并无恒常主体，生命并没有消失，消失的只是生命的道具——人体这个"臭皮囊"。死亡只是某一事物因果循环中的一个环节，人生在世充满苦难，死亡是人生苦难的解脱。但其有关不行善将会在死亡后受到惩罚的观点，让部分人对死亡充满恐惧。

（陈　茜　郭菊红　张晓艳）

第二节　面对生死的态度与认知

中国有"好死不如赖活"的说法，也有"风萧萧兮易水寒，壮士一去兮不复还"这样不畏惧死亡、舍生取义的千古名句。

一、对死亡的不同态度

人们对生死的态度不同，可能和不同生命价值观及信仰等有关。

（一）精彩人生，直面死亡

有的价值观认为，自我人生的幸福和满足来源于自我发现、自我实现、自我超越，在有限的人生中，做最好的自己，并且以此获得满足与快乐，所以这类人会积极锻炼，保持身体健康，积极参与自己感兴趣的各种活动，如跳舞、绘画等。

比较虔诚的宗教信仰者多数能够平和地面对死亡，而不是一味希望长生不老、不死。例如，虔诚的佛教徒，相信今生受苦，多多行善积德，坚持信仰会换得来世的幸福。死亡只是让其丢弃今生的苦，迎接来世的乐。基督教信仰者也如此，他们认为虔诚纯洁的灵魂不会消失，死亡后会去天堂与亲人团聚。这些信仰让信徒坚信死亡不是消亡、毁灭，而是重生和灵魂的升华。

（二）渴求长生，惧怕和忌讳死亡

受到教育及文化等多种因素的影响，多数人想长寿，特别忌讳死亡，乃至忌讳谈论死亡。有的价值观认为，自我人生的幸福和满足来源于超越他人，比他人活得长，比他人活得好，而不是超越自我，希望自己活得超过所有人，长生不老、不死，拒绝思考或谈论死亡。

二、对死亡恐惧的原因

我国文化目前仍然多数忌讳谈论死亡，使许多老年人在去世前没有做好自己的人生及身后事安排，带着遗憾和不甘离世。17世纪哲学家巴斯德说，人知道死，懂得宇宙比自己强大，有自知之明或自我意识是人高贵的象征。

人们对死亡感到恐惧的原因多种多样：①未接受死亡教育，死亡是唯一无法学习和体验的经历，面对死亡威胁时不知道该如何调适自己的心态；②惧怕死亡带来的巨大损失，失去身体、意识、灵魂乃至与亲人的联系；③惧怕死亡带来的负性联想，如变形的躯体与容颜、面对无尽黑暗的灵魂；④对死亡的未知，不知道死亡来临的时间、过程、死后是否还有灵魂等。目前的医学科学可以判断患者进入终末期，但还不能准确地预测患者48小时以内是否会死亡。

三、面死而生，珍惜当下

人从出生开始，生命每时每刻都在向死亡移动，保持健康的生活习惯，以及主动预防和治疗疾病也只是减缓其进程的方法。生命有限且仅有一次，不可再来，我们理应好好珍惜，尽可能精彩地过好每一天、每一刻。虽然目前有较多人由于文化传统、没有接受死亡教育的机会或过度惧怕死亡而避讳讨论死亡，但是也有人能够面对死亡、善待死亡，能够在最后时光做自己觉得有意义的事情，让人生的每一天都过得精彩和有意义。

伟大的科学家爱因斯坦面对大动脉瘤威胁生命时十分平静："人均有一死，死是对物质的、精神的、有形的、无形的所有枷锁的解脱……有了个体生命的结束，物种生命的延续才有保证""没有必要人为地延长生命，我活着的时候已完成了我所应该做事情。该我离开人世的时候，请让我平静而有尊严地离去"。其死亡前已安排好自己的遗愿，包括自己的葬礼参与人员、骨灰抛洒的地方等。他在生时活得精彩，面对死亡亦超脱。

92岁的莫里·博加特（Morrie Bogaart）是一位生活在护理之家的平凡老人，他在得知自己进入癌症晚期后，不是恐惧死亡而惶惶不可终日或静待离去，而是开心地做起了手工——织帽子，以向他人表达自己的爱心。后来有许多人加入他组织的活动，把织好的帽子全部无条件地捐给慈善机构，送到无家可归的人手里。他在人生的最后时光仍然在行善，用行动温暖他人，也让自己人生的最后时光过得有意义。

2018年4月21日，美国前"第一夫人"——老布什的夫人芭芭拉·布什，在生命的最后拒绝了在医院"抢救治疗"，而选择在家里与亲人度过最后的时光。

有人用一句话总结人生："人们出生，人们痛苦，人们死亡。"人生充满痛苦，最终均要以离开告终，但我们不能因惧怕死亡而让生命的旅途只剩下苦闷。一个人不论处于人生的哪个阶段，无论健康、财富等如何，均应该珍惜来之不易的生命，充满感激、精彩地度过生命的每一天。

（陈　茜　李沙沙　雷　莹）

第三节　优逝与善终

优逝是对应于优生而言，指个体有好的死亡质量，也是我们传统意义的善终。人们常说的"含笑闭目而亡""死得安心"，是其构成的一部分。人们对善终的理解不同，赋予其不同内涵。

一、不同文化的善终

（一）中国文化的善终

中华民族五福中的"考终命"，又称为"善终"，指能预知自己的死期，临终时身体没有病痛，没有遭到意外事故，心里没有挂念和烦恼，安详、自在地离开人间。

"寿终正寝"一词出自《封神演义》。"寿终"指老死，是由于机体器官机能老化、组织死亡导致的死亡，而非疾病、意外事故等外在原因造成的死亡。"正寝"指在自己的房子、自己的床上睡觉。寿终正寝是指死亡的时候正在睡觉，意指尽享天年，在家中自然死亡。

（二）其他民族的善终

不同民族对善终的定义不同。古罗马的善终为个人意愿的死亡、英雄式的死亡。古以色列的善终是完成自己人生意愿的死亡，而不是英雄式的死亡。乌干达的善终定义为死在家里、没有痛苦、内心平静、不觉得拖累他人。

二、优逝与善终相关标准

2014年，世界卫生大会提出死亡质量是不可忽略的人权之一，人类临终关怀仍有许多改善空间。对于面临死亡的临终期患者来说，什么样的死亡是善终或优逝？人们对这一问题的了解和共识极少，善终的定义因地域、时间而异。下面是不同组织或地区有关的标准。

（一）我国相关标准

1.我国大陆"善终"的特征

通常"寿终正寝"的人会有以下几个特征：①活到较大的年龄（以往标准为80岁以上）；②身体没有明显的不适；③身体逐渐衰弱，但在去世前能自己管理日常生活；④在自己理想的死亡地点（一般是家里）于睡梦中或凌晨去世；⑤去世时没有任何痛苦的表现。

我国善终除了"寿终正寝"，还有一种说法为"无疾而终"，就是老年人没有非常明确的严重疾病，生前身体健康，能够维持基本自理能力，非天灾人祸等意外事故死亡，不受疾病带来的疼痛、呼吸困难、出血等不适症状折磨，而是寿命尽时安详离开人世。

2.我国台湾有关死亡质量的标准

我国台湾学者的研究对死亡质量进行评价，高死亡质量包括如下内容：①知晓自己即将死去；②接受死亡；③意愿得到满足；④去世时的心理准备充分；⑤生前的身体舒适。

（二）其他组织及地区标准

1.WHO有关优逝标准

WHO提出的优逝标准包括如下内容：①肯定生命、认同死亡是一种自然的历程；②并不加速和延长死亡；③尽可能减轻痛苦及其他身体不适症状；④支持患者，使他在死亡前能有很好的生活质量；⑤结合心理、社会及精神照顾；⑥支持患者家属，使他们在亲人患病期间及去世后的悲伤期中能做适当的调整并顺利度过哀伤期。

2.美国标准

美国一项研究纳入了1000名患者、患者家属、医护人员等，调研他们对生命终末期患者最重要的事件的看法，也是"善终"的条件（表5-1）。

表5-1　生命终末期照护质量的要素

照护质量的要素	具体内容
相关症状处理和个人卫生	1.疼痛和症状管理 2.保持清洁 3.有躯体接触
准备好死亡	1.人生事务已经处理妥当 2.相信家人已经准备好了 3.知道将要发生什么 4.沟通过下一步治疗的选择，并指定好代理人

续表

照护质量的要素	具体内容
完成心愿	1.对重要的人说再见
	2.认识到自己取得的成就
	3.处理好未尽的事业
被作为一个完整的人来对待	1.保持尊严
	2.保持幽默
	3.没有孤独地死去
	4.有一个可以倾听的人
关于家人、社会、照护提供者和崇拜的人	1.信任医生和护士
	2.能够谈论个人的恐惧，包括对死亡的恐惧
	3.不是家庭和社会的负担
	4.能够帮助其他人
	5.变得平静，与上帝同在

由上可见，不同的善终标准均包括老人知晓自己即将死去；去世前身体没有明显的不适且保持清洁，维持尊严；老人接受死亡且有充分的心理准备；老人的意愿得到满足，没有"心有不甘"。多数人期望自己离开人世时能在熟悉、舒适的环境和家人的关爱中无痛苦地离世。

（陈　茜　郭菊红　张晓艳）

第六章
缓和照护，守护生命最后的历程

第一节　缓和照护相关知识

一、缓和照护相关概念

（一）缓和照护

缓和照护（palliative care），又称"安宁缓和疗护""安宁疗护""缓和疗护""姑息关怀""姑息医学""舒缓医学""宁养疗护"等。缓和照护旨在提高不可治愈疾病（如肿瘤晚期、心力衰竭、肺功能衰竭、肾衰竭等）患者的生命质量，以期这些患者能够安宁、平静、无痛苦、有尊严地走完人生的最后时光。

现代意义的缓和照护始于20世纪60年代，英国西西里·桑德斯博士在伦敦创建了世界上第一家缓和照护医院——圣克里斯多弗临终关怀院（St. Christopher's Hospice）。其提出的理念为"我们必须关心生命的质量，一如我们关心生命的长度""你是重要的，因为你是你，直到你活到最后一刻仍是那样重要。我们会尽一切努力帮助你安详逝去，但也尽一切努力令你活到最后一刻"。该理念目前仍然指导着缓和照护的发展。

1990年，WHO提出缓和照护的内涵包括以下7个方面：①肯定生命，认同临终是人生的正常历程。②既不加速也不延缓死亡。③尽可能缓解疼痛和其他痛苦的症状。④给临终患者提供心理、社会和精神层面的整体照护；帮助临终患者尽可能以积极的态度生活，直到自然死亡。⑤协助家属积极面对临终患者的疾病及哀伤过程。⑥多学科医疗团队合作模式来处理和满足临终患者及家属需求。⑦提高临终患者和家属的生活质量。

（二）生命末期

生命末期相关的常见术语包括临终期、生命末期、疾病终末期，目前这些概念还不统一。疾病的终末期是指个体的疾病已无法在现有的医疗技术条件下被治愈或缓解，疾病将导致个体在6个月内死亡。临终期常被定义为由于衰老和（或）疾病的影响，死亡之前患者的生理功能逐渐消退的数小时到数天。生命末期从临床医学角度被看作个体不能被医疗照护控制走向自然死亡的阶段。本书将生命末期定义为死亡前的数小时至数周的时间。

（三）其他相关概念

1.临终关怀

临终关怀是由医师、护士、家属、社会工作者、志愿者等共同组成的团队，为疾病终末阶段，生存时间少于6个月的患者及家属提供生理、心理、社会等方面的照护，使患者能安详、无痛苦地度过人生最后时光，以提高患者的生命质量，并为家属的身心健康提供支持。临终关怀起源于中世纪的修道院和济贫院，为重症濒死者提供精心的照料。

2.安乐死

安乐死是在法律允许的国家和地区，对患不治之症、病重濒死，并且精神和躯体极度痛苦的患者，在患者及其家属的要求下，经过医生的同意，用人为的方法帮助该类患者无痛苦地结束生命。由于我国安乐死没有立法，所以目前国内没有开展安乐死。目前世界上多数宗教及文化对安乐死持否定态度。

二、正确认知缓和照护

由于缓和照护、临终关怀、安乐死均与生命末期相关，人们常常不能明确区分其关系，下面将简单介绍。

（一）缓和照护与临终关怀的联系及区别

缓和照护与临终关怀均是对患有重病的患者提供服务，缓和照护是在临终关怀的基础上发展起来的。目前临终关怀是缓和照护的一个组成部分，但二者又有区别。

1.缓和照护介入时间较临终关怀早

缓和照护在患者一旦有威胁生命的疾病或意外事故，或者疾病进入不可逆转阶段（如肿瘤晚期、心力衰竭、肺功能衰竭等）就开始进行，可以长达数年。而临终关怀是在患者生命的终末期进行，不同的国家开始时间不同，多数为生命末期的1～6个月，也有的只是生命末期的数天，根据国家的经济及社会发展状况而定。

2.缓和照护服务对象包括患者全家

临终关怀服务对象主要包括患者本人。缓和照护除了患者本人外，还同时关注患者所有亲人的身心状况。在有条件的地方，还包括患者去世后6个月到1年，甚至更长时间的家人随访、居丧期照护等。

3. 缓和照护服务内涵更加丰富

临终关怀对象必须是已经放弃了积极抢救治疗的患者，而缓和照护尊重患者的选择，侧重于预防和减轻痛苦，其既可提供积极的治疗，也支持放弃无效的积极治疗而关注患者不适症状的处理。除了临终关怀最关注的患者躯体疼痛控制外，还关注患者心理、社会及精神上的痛苦，并且通过家人、患者、社会工作者、宗教人士的共同参与而得以实施。

（二）缓和照护与安乐死的区别

缓和医疗与安乐死对生命价值观有部分相同，认为生命质量最重要，而不仅仅是生命的长度。两者的服务对象均为患有不能治愈的疾病的患者，但是两者又有所不同。

安乐死是以让患者死亡为目标，主动结束生命。其目的是让患者死得没有痛苦，平静、安宁地死亡。缓和照护既不延长也不缩短生命，不以治愈疾病为目的，而是以缓解患者痛苦、改善患者生活质量为目标，最终目标是让患者少痛苦、无遗憾、安详、有尊严地离开人世。缓和医疗支持患者"优逝"。缓和照护的服务内容包括为患者提供疼痛、呼吸困难等症状的控制治疗，日常生活照料，患者家属的心理支持，患者遗体护理，患者死亡后家属悲伤的情感支持。尽量使患者在离世前生命质量得到提高，有尊严地离世，家属的身心健康得到维护。

（陈　茜　谢灵灵　王晓玲）

第二节　老年缓和照护的特点及效果

除了人均寿命低的国家外，世界上多数国家严重的慢性病大多数发生于60岁及以上年龄的老年人群。老年人常常忍受着慢性病及长时间的身体功能损害。这些疾病主要包括老年痴呆、癌症、心血管疾病、肝硬化、慢性阻塞性肺疾病、糖尿病、肾衰竭、帕金森病、类风湿关节炎等。缓和照护预防并缓解面临严重疾病的患者及其家人的痛苦，并尽可能保证其生存质量。但有研究提示，在全球符合条件的患者中，只有8%的患者可获得缓和照护服务。目前我国已经在逐步开展这项服务，需要医护人员及民众共同积极参与。

一、缓和照护的特点

1. 多学科团队构成

患者照护团队除了医生、护士、治疗师等医护人员外，还包括患者本人、患者家属、志愿者、社会工作者、宗教工作者等。每个成员都非常重要，他们不分昼夜地帮助患者，评估患者的需求，了解其计划并给予回应，帮助患者完成心愿。

2.提供生理、心理、社会及精神照护

缓和照护除了重视患者疼痛、呼吸困难等不适症状控制外，还重视患者心理评估、社会及精神需求的评估及照顾。

3.保持及时持续的沟通

缓和团队成员通过多学科会议或其他交流平台与患者及所有参与照护的人员之间保持密切有效的交流，保持一致和持续的信息沟通。通过有效的沟通，让患者的身体等情况变化被所有团队成员知晓，以便团队更好地为患者提供优质服务。如果患者愿意知晓病情，缓和照护不主张隐瞒患者的病情，让患者知道自己即将离世，这样才有时间安排自己重要的事情，完成未尽的心愿。同时让患者有机会开诚布公、及时与家人交谈，让亲人们知道患者最在乎的事情，以便有机会帮助其努力做好这些事情。

4.尊重患者的选择，以提高生活质量为目标

在治疗患病后生命有限的老年患者时，最重要的是根据患者价值观和意愿建立治疗的目标。根据情况的不同，如果患者有决策能力，与患者讨论直接完成；如果患者出现认知功能障碍，可能需要与其指定的一名代理决策者或患者的家人等法定决策者一起制定照护目标。尊重患者的选择，如果其选择以尽全力延长生命为目标，接受所有积极的抢救，仍然有团队介入帮助患者缓解痛苦等不适症状，改善其生存质量；或者如果其选择以提高生存质量为首要目标，则放弃部分安置胃管、气管插管、气管切开等抢救措施，多学科团队会及时为其提供舒适照护。

二、缓和照护的效果

临床研究提示，缓和照护收到较好的临床效果。

1.不影响患者的生存时间

缓和照护并不强烈推荐对终末期患者使用一切手段积极抢救，而是尊重患者的意愿，以进行疼痛、呼吸困难等不适症状的管理为主，但目前的研究提示，接受缓和照护的患者的生存时间与积极抢救的患者的生存时间无明显差异。

2.提高患者的生存质量

缓和照护通过团队定期评估，并且尽一切努力让患者获得可能想要的支持、关怀和治疗，以帮助患者舒适和免于痛苦。缓和照护通过对疼痛、呼吸困难等躯体症状有效的控制，以及多学科团队对患者抑郁、焦虑、恐惧心理的评估和关怀，家人积极参与照护和陪伴，让患者在身心、社会、精神方面均少痛苦，较高质量地度过生命的最后历程。

3.帮助患者的家人

缓和照护通过专业团队给患者的家人以支持，帮助他们与患者有效沟通，参与患者的照护与陪伴，帮助患者完成心愿，减少其对患者疾病的无能为力、愧疚等不良心理。在患者去世后对其家人进行居丧期的辅导，帮助他们有效地面对亲人离世的事实。

（陈　茜　谢灵灵　王晓玲）

第二篇　终末期患者及家属的
　　　　缓和照护

第七章
照护中的沟通及心理社会支持

第一节 终末期照护中家庭照顾者的角色

王爷爷，82岁，胃癌晚期，消瘦、疼痛明显，其已经知道自己的病不可能治愈，不愿意剩余的日子待在医院，想要出院回自己老家小县城——自己出生的地方。其老伴朱奶奶和女儿看着王爷爷遭受癌痛折磨，担心出院后王爷爷得不到更好的照料，不同意其出院。王爷爷非常生气。当王爷爷所在病房的医护人员知道这一情况后，为其召开了家庭会议，告知其家人应该尊重患者的愿望，患者疼痛等相关症状可以出院带药控制，或到患者老家当地的医院开药。同时也对其家人进行了心理疏导，鼓励家人多陪伴老人。在缓和团队的指导下打消了家人的顾虑，给王爷爷办理了出院手续。一个月后王爷爷在家中安然离世。

一、家庭照顾者的定义

家属是指除本人以外的家庭成员。一定范围内的家属主要指夫妻、父母、子女，有时也指祖父母、外祖父母、孙子女和外孙子女。家庭照顾者主要是指家属或朋友、亲戚等非付费的照顾者。

20世纪老人死亡常常发生在家里，所有的亲人都在场，老人在亲情环绕、关爱、不舍的气氛中去世。随着医学的进步，现在的老人多在医院度过最后的时光。不管过去还是现在，医生和护士的重点都在寻找治疗疾病或延长生命的方法。然而调查发现，90%的中国人表示希望在家里得到亲人的照顾并慢慢离世。越来越多的人利用缓和照护的支持资源选择在家中离世，虽然这会给照顾者带来很多负担及麻烦，但是照顾终末期亲人直到其生命的终点是一件非常重要的事。生活中的真理让无数的终末期患者及其亲人认识到，当一个人所剩的时间屈指可数时，更应多注重加深关系、心灵成长、疗愈与平静。

二、家庭照顾者的责任

家庭照顾者是临终老人照护的重要参与者，在老人临终关怀服务中起着很大的作用。临终一刻是生命的终结，应当隆重而庄严，让人感到死而无怨、无憾。通常，一名家属是主要照顾者，有时两名或两名以上的家属进行协助。在其他情况下，主要照顾者可能不是家属，而是非常亲近患者的人，如朋友、长期照护的保姆等。虽然照顾者关爱、照护终末期的老年患者有很大的压力，但这给了患者生命结束时与亲人亲近的机会。作为家属，其责任如下。

（一）让老人躯体舒适

1.提供安全、舒适的环境

按照老人的喜好，布置温馨的环境，如房间摆放家人的照片、老人曾经辉煌业绩的图片、鲜花、植物等。

2.保持老人个人清洁舒适

在医护人员指导下，协助老人的个人护理，注意饮食、卫生、体位、舒适等的需要。

3.为老人准备适合的食物

根据老人的喜好，在医护人员指导下为其准备合理的膳食。饮食注意事项见本书相关章节。

4.帮助医护人员对患者的不适症状进行控制

观察老人不适的情况，向医护人员汇报，保证缓和照护小组能够随时知晓患者发生的任何问题或变化。协助老人口服药物、粘贴疼痛控制贴等，帮助老人进行不适症状的控制。

（二）陪伴老人

家庭照顾者要在老人身边对其给予支持，与其讨论问题，并分享老人最后的旅程。

（三）尽量满足老人的愿望

家庭照顾者要满足老人的意愿，如回家、最后一次旅游等。帮助老人见想见的人，和朋友道别、道谢、道歉等，帮助老人处理财产等经济及其他实际事项。

三、帮助老人安详离世

（一）与临终老人告别

虽然缓和照护是为终末期老人提供护理，但是它强调老人在亲人和缓和照护团队的支持下，每天都尽可能全面、舒适地积极生活，虽然时间有限，但是缓和照护可以帮助老人充分利用剩余时间好好生活。每个家庭照护者都必须共同努力，用爱温暖患者，互相帮助"放手"，让患者安详离世。包括患者在内的每个人都应该为不可避免的事情做准备。同时，亲属应该满足临终老人的心愿，做好准备与临终老人告别。

1. 身体接触、抚摸

对于终末期老人，身体接触、抚摸具有特殊的意义。以手握手、以心连心、心手相连，这是家人对临终老人最亲近的爱的表达。对于临终老人，能在温馨、爱意浓浓的亲情氛围中离开这个世界，是一种幸福。

2. 陪伴老人

当亲人即将离去时，家属在室内放置一些具有纪念意义的物品，陪伴在其身边，用温情的语言安慰、鼓励、赞美，告诉老人放心走好，一直到那颗相伴生命的心脏停止跳动。

3. 勿将悲伤留给老人

终末期老人首先是肢体运动和感觉功能衰退，最后消失的是听觉。因此，陪伴在周围的家属要尽量避免哭泣，千万不要将悲伤留给即将"远行"的人。

（二）让临终老人不留遗憾

每个家庭成员之间的亲密关系是不同的。有些家人之间无论感情还是距离上关系都非常亲近，这样的家人在照顾老人时可以相互支持、相互协作，气氛融洽。然而，对于那些家庭关系紧张或相隔较远的家人来说，在照顾老人时就会产生矛盾，出现隔阂。无论家人关系亲密或疏远，照顾终末期老人是每个家庭成员应尽的责任，家庭成员应放下成见，陪伴老人度过最后的时光，让自己和老人都不留遗憾。

1. 增加老人的舒适度

家庭照顾者应该在医护人员的指导下帮助老人减轻身体疼痛与不适，提高临终老人的生存质量。让临终老人保持身体清洁，维持容颜整洁。

2. 提供老人与大自然接触的机会

老人临终前因疾病很难有机会再外出活动，家属往往会忽略其想外出活动的要求。家属应给予老人活动的空间，如到花园散步、晒太阳、感受鸟语花香、观察生命的生长等。

3.满足老人的需求

满足老人包括身体、心理、社会及精神层面的需求，尊重其选择。当老人知道自己来日不多时，要把所有选择权还给他，使其有自己做主的权利。

4.协助老人按照其意愿安排身后事

对于临终老人来说，他们的痛苦和烦恼是身后的事情，临终老人要交代清楚如何处理这些事情，包括物质的交代、社会性的告别，以及心灵方面要做某种宗教上的准备。家属与老人告别的过程中可录音或摄像留作珍贵的纪念。

5.勿过度治疗而延长老人的痛苦

家人应该尊重老人对治疗的选择，如其不愿意临终前插管、安置呼吸机等。家人应该保护老人免受不必要、无意义的医疗措施。老年患者当走到生命的末期时，大多数不是因为急症或意外事件，而是因为脏器功能衰竭，急救只能延长其死亡过程。

6.帮助老人做人生总结

家属要有意识地帮助临终老人回顾人生，使其感到自己是被爱的，一生过得非常有意义、有价值。

（谢灵灵　古　红　王晓玲）

第二节　如何正确告知临终老人坏消息

患者李奶奶，92岁，有4个女儿和1个儿子。其临终前多次询问自己的病情，但家人向其保密。一天凌晨，老人病情突然发生变化，很快离世，老人没有来得及交代身后事，尤其是自己财产的分配处置。5个子女对于老人的财产分配出现分歧，兄弟姐妹之间产生了很大的矛盾，对老人的葬礼也各持己见，导致老人离世后不能及时火化，入土为安。

真相告知也称告知坏消息。坏消息是戏剧性的和令人不愉快的，将改变一个人未来的命运，其也是一种更加有害的负面信息。生活中，常有老人因疾病进入终末期，家人拒绝告诉患者病情，特别是恶性肿瘤患者，家人认为这样会加重其病情恶化，加速死亡。

一、为什么要做真相告知

1.真相告知的益处

（1）可以促进老人的善终，使老人不留遗憾。

（2）老人可以做好生命最后的安排，与家人进行四道：道歉、道谢、道爱和道别。

（3）老人与家人之间不必互相隐瞒，可以坦诚相待，一起面对疾病和即将到来的离别，使其与家人善别。

2.真相告知的弊端

（1）有的老人无法承受，可能会出现抑郁甚至自杀。

（2）告知老人真相可能会被认为是不孝，导致家属出现内疚、矛盾的心理状态。

受中国传统文化影响，一般来说，当亲人身患不治之症时，家属通常都是隐瞒病情，因为担心患者知道病情后不能承受，想不开，出现自杀、抑郁等不良情绪，反而加速其死亡。但是一味地隐瞒病情，并不能帮助患者延长生命和避免死亡，甚至有可能因为患者没有足够的时间来安排身后事而遗憾终身。

二、正确实施病情真相告知

（一）告知病情的时机及内容

无论我们怎样谨慎，告知患者坏消息都会严重影响患者的心情，可能使其产生悲伤、愤怒情绪，但是如果患者希望知道疾病真相，任何人都不能因为这些原因而对患者隐瞒病情，剥夺患者的知情权，所以什么时候告知患者坏消息和如何告知坏消息非常关键。

1.告知病情的时机

一般家人害怕让患者知道自己的病情，担心患者不能接受而出现过激行为，而要求医护人员对患者病情保密。但是不告知患者真相，如此隐瞒患者病情的后果会导致患者的痛苦无法解决，随着病情的恶化，患者会对医护人员失去信任，将不良情绪发泄在医护人员身上，还会导致患者在有生之年无法对后事进行安排，无法完成心愿。其实病情告知必须依照患者性格，根据患者对自己病情的关心程度及反应来进行，可以慢慢地一点一点地进行告知。最好的时机是患者反复询问时，因为这时患者已经做好接受最坏消息的准备了。

2.告知病情的内容

对于寻根究底的患者，在病情告知时可以详尽全面，避免使用专业术语，用通俗易懂的语言，内容包括疾病诊断、治疗计划、可能的预后，以及表达对患者的支持和关心。因为患者有权利知道自己的病情和掌握自己的命运，对于那些不愿意了解自己病情甚至不闻不问的患者，医护人员应该对患者家属进行详细的病情告知，并且随着患者病情的进展，慢慢地加以暗示患者疾病的不可治愈性，让患者逐渐了解自己的病情，并能做出最后的安排和决定。

（二）告知病情的人员

中国传统文化观念认为，病情告知应该是医生的事情，其实病情告知不只是医生的事情，而且也应是与患者已经建立信任及亲善关系的人的事情，如责任护士、患者宗教信仰上的导师（牧师、神父、法师等）、家人、好友等，但是在告知病情时要讲技巧。

（三）告知病情的技巧

之所以需要告知患者病情，是希望可以让患者有所准备，告知病情后才是患者家人及医护人员真心陪伴的开始。在对患者告知坏消息时照护者要做好充分的准备，以便能更好地完成病情告知，切忌鲁莽地告知，其比不告知对患者的伤害要大。

1.告知地点

告知坏消息的地点非常重要。一个安静、舒适和不被打扰的环境可以为患者提供最大限度的隐私保护，所有人都坐下，与患者保持等高的眼距，告知者与患者坐位成45°，相互之间身体保持一只手臂的距离。留出时间给患者提问及发泄情绪。如果是不能行走长期卧床的患者，并且患者希望就在病房进行告知，告知者可以请其他人员离开，坐在患者旁边进行病情告知。

2.评估患者对自己病情的知晓情况及是否希望知道真相

应该探询患者对自身疾病预后的期望，以及对目前病情等方面的理解程度进行了解，这样可以避免讨论时产生争议。如果患者已经知道足够多的疾病信息，医护人员就需要做好充分准备对患者病情进行掌握，考虑具体怎样进行病情告知。

根据患者情况，通过询问患者本人及其家人等了解患者是否希望知道真相，如果患者愿意了解自己的病情，应做好病情告知计划，详细地一点一点地以患者能明白的语言进行病情告知，告知过程中要注意观察患者的面部表情带来的信息。对于不愿意知道自己病情的患者，不必进一步对患者进行疾病方面的告知，可以与患者的代理人进行详细的病情及诊疗计划告知。

3.知道真相后获得照护相关信息支持

如果患者及家人均知悉病情，应该将患者对疾病的治疗愿望告知医护人员，与医护人员会谈了解疾病的各种治疗及照护方案的利弊，达成一致的治疗方案。如果家人与患者之间产生分歧，应充分尊重患者自己的选择，毕竟生命是患者自己的，患者有权利决定自己的命运，有权利知晓病情并参与治疗方案的决策，以及决定自己的财产分配、工作安排、葬礼安排等。

4.同理心的运用

不管是谁告知坏信息，均应该避免机械性及委婉语言，以防止产生误解。知道坏消息后患者及家人的愤怒是一种正常的反应，并且可能会发泄到告知者特别是医护人员身上。告知坏消息者应该有同理心，不要对患者的愤怒产生对抗，而应该认真听取患者愤怒时所表达的内容，了解其愤怒的原因，并且承认和接受愤怒，此时保持沉默和倾听是最好的方式。

（王晓玲　吴逢清　杨　雪[1]）

第三节　照护者参与缓和照护专业人员召开的家庭会议

有一位老人，有几个子女，他们对老人采取何种治疗方案有不同看法，分别在不同时间询问医生，医生分别多次与老人及其子女对其病情及具体的治疗方案进行沟通和告知，结果仍然有分歧。一部分子女选择手术治疗；另一部分觉得老人年纪大了，手术风险太高，担心老人不能顺利挺过手术，并且手术也不能彻底解决老人的问题；老人也坚持认为自己年龄太大，身体状况不好，不愿意手术治疗。主治医生王教授找到患者老伴，让其通知所有子女一起到病区会谈室，组织召开了一次家庭会议。会议期间，主管医生首先向参会者介绍了老人的病情，将目前的治疗方案、手术的风险、患者的获益及可能的预后等一一告知老人及其家人，并提问大家："如果自己是患者，希望得到怎样的治疗？"家庭会议召开期间，老人的各个子女也发表了自己的意见，耐心听取医生的病情告知，最后几个子女和老人意见达成一致，均同意尊重老人的意愿不进行手术治疗。

患者在医院接受治疗期间，医护人员为了加强与患者及其家人进行信息交流，明确患者的治疗方案，要与患者及其家人进行病情沟通，但是往往患者与家人或家人与家人之间对治疗方案存在分歧，这时就需要由主管医生组织召开家庭会议以对患者的治疗方案进行沟通，以期最后达成共识，满足患者的治疗愿望。

一、缓和照护专业人员召开的家庭会议的相关信息

（一）缓和照护专业人员召开家庭会议的原因

1.帮助患者及其家人决策

帮助患者及其家人获得一致、明确的患者疾病及治疗的相关信息，使患者及其家人对患者病情进行自主决定和掌控，以便选择更适合患者的治疗措施。

2.明确照护目标

通过组织召开家庭会议，主管医生、患者及其家人共同讨论治疗的目标，促进患者与家人之间的有效沟通，使患者家人积极地参与到照护患者的实际行动中来。

3.调动患者和家人积极应对

家庭会议的召开使相关人员坐在一起，通过沟通指导，可以使患者及其家人得到与他们的目标相一致的现实期盼，为患者及其家人提供参与机制，一起商讨患者未来的治疗计划和最佳的治疗方案，满足患者及其家人的治疗需求，为他们提供一个重建希望的平台。

（二）家庭会议的目的

1.通过召开家庭会议，主管医生可以向患者及其家人澄清治疗目标。

2.召开家庭会议时，与患者及其家人一起商议出对患者最有利的治疗方法及照护方法，使患者受益，支持患者。

3.保证所有关注患者病情的人（医疗人员和非医疗人员）理解治疗决策和患者疾病预后。

（三）家庭会议召开的时机

1.当患者病情需要转科或转诊到其他医院时，主管医生需要就此与患者及其家人进行沟通，以便及时得到他们的配合，避免贻误治疗和照护。

2.当患者入院检查后确诊为重大疾病时，需要对此进行病情沟通，使患者及其家人了解患者目前的疾病状况。

3.疾病治疗过程中，患者病情出现变化，如恶化或出现治疗相关并发症时，需要召开家庭会议，与患者及其家人一起讨论，重新制订合适和伤害最小的治疗方案。

4.当患者及其家人与医疗团队在治疗过程中出现意见分歧及矛盾时，需要由主管医生或更权威的医生（如病房主任）组织召开家庭会议，协调医患关系，化解医患矛盾。

5.当患者病情加重，无治愈希望，需要考虑进行缓和医疗时，需要召开家庭会议，使患者及其家人能接受缓和医疗，减少患者的痛苦，增加患者的舒适度，使患者有尊严和有质量地度过生命的最后阶段。

二、参与缓和照护专业人员召开的家庭会议

患者的主要家庭照护者及其他需要密切关注患者病情及治疗的家人，如配偶、成年子女、兄弟姐妹等，应积极参与医护人员组织的家庭会议。

1.确认参加会议的家庭成员

一般为患者的主要利益相关人员，如配偶、父母、子女及兄弟姐妹。由患者及家庭成员指派此次家庭会议的主要决定者，也就是确认患者意愿的主要代言人，即法定监护人。家庭成员在医护人员通知后积极组织愿意参与的家人一起参加。

2.明确治疗及照护目标

医疗团队一起熟悉患者的医疗相关资料及家庭社会关系，掌握患者的病情，根据病情确定患者未来的治疗方向，并且根据患者及家庭情况，讨论和确定可能出现的冲突及问题，团队成员达成一致。

3.参与者会议前的准备

商定一个大家可以接受的会议时间，家人最好提前草拟一个问题清单，列出需要在会议前考虑的问题，例如，患者目前的情况，医生的治疗方案具体是什么？为什么要采用此种治疗方案？方案实施过程中家人应该怎样配合治疗？如果出现副作用或治疗效果不佳时应该怎样选择？

4.以患者为中心

家人一定要清楚，要以患者为中心作为照护目标，以患者的愿望、价值观、治疗倾向性为基础进行治疗和照护。尊重患者权益，由患者决定家庭成员中谁来参加，谁作为主要决定者，不限定参加会议的家人人数。

5.参与家庭会议的医疗人员及环境

医疗团队成员包括主任医师、主治医生、护理组长及责任护士，保证信息提供充分准确，人数不要太多。召开家庭会议的环境需要安静，如会议室或会客室，注意隐私保护，避免被不相关人员打扰，围成圈状坐下，手机等电子设备处于关闭或静音状态。

（王晓玲　吴逢清　杨　雪[1]）

第四节　心理及社会支持

对于临终患者，良好的心理及社会支持可以帮助其顺利度过临终阶段。因此，对临终患者做好其心理、社会支持评估，了解其恐惧死亡的原因及临终阶段的心理反应与需要非常重要，这样才能有针对性地采取措施应对和帮助临终患者。

一、临终患者的心理评估

1.评估临终患者对疾病的认知情况

每位临终患者因为自身的文化、信仰、性格及成长经历等不同，会出现对疾病的认知不同，所以会引起情绪、心理的变化。

2.对危机的处理模式

评估临终患者对于可能面临的失业、失恋、离婚等问题，是积极面对还是消极处理。

3.对挫折的承受能力

评估临终患者是坦然接受还是否认，能否坦然面对生活中的挫折，不怨天尤人。

4.人生观、价值观、意义观、信仰

生死观、人生的意义、生命的价值就在人生的过程中，努力学习，好好生活；信仰不一定是具体信哪一个宗教，而在于信仰对其生命的影响是什么，信仰的深度比信仰的种类更重要。

5.情绪反应

每位临终患者对待疾病的情绪反应都是不一样的，良好的情绪可以帮助临终患者坦然接受患病事实，顺利度过生命的最后阶段。因此，面对临终患者的不同情绪反应，需要深入了解患者的真正需求，并尽最大努力满足。

6.希望与期待

了解临终患者对治疗的选择，如场所的选择、生活的安排等。

二、临终患者的社会评估

1.家庭动态

了解临终患者的家庭支持，是否充分尊重患者的意愿，以"患者"为中心，尊重患者的自主决定权。

2.支持系统

是否有亲友、宗教团体、社会工作团体的相关支持。

3.经济状况

了解临终患者的保险、收入来源等。

三、临终患者恐惧死亡的原因

虽然死亡是生命的必经过程，每个人都不可避免，但是当真正面临死亡的威胁时，人们或多或少都会出现恐惧心理。对于临终患者，充分了解其对死亡恐惧的原因，才能更好地帮助其克服恐惧。下面介绍几种与临终相关的恐惧类型及其产生的原因。

1.未知的恐惧

（1）社会媒体对死亡的灵异与怪力乱神不实报道的影响。

（2）家庭成员对死亡的漠视与无知。

（3）宗教信仰深度不够，没有合适的精神依托。

（4）缺少健康的死亡教育。

2.失落的恐惧

（1）缺少失落的教育，持有非要不可的态度。

（2）缺少为自己行为负责任的态度。

（3）缺少人与人、人与自然之间休戚相关的经验与教育。

3.分离的恐惧

（1）对工作和家人舍不得、放不下。

（2）感情及人格成熟教育不足。

（3）多维度的人生平衡发展教育不足。

4.死亡形貌的恐惧

（1）媒体的错误讯息。

（2）死亡发生在隔离环境：医院、意外事故现场等。

（3）现代医疗导致的恐惧：插管、外科手术等。

5.死亡过程的恐惧

（1）媒体的错误讯息。

（2）现代不恰当的医疗照护。

6.未了心愿的遗憾

（1）网络及高科技时代导致的人与人之间的疏离，如人只需要电脑、手机等，不愿意与人交流沟通。

（2）由于中国文化的含蓄，人们不愿轻易表达自己内心的真实想法。

（3）"死亡禁忌"导致的不谈、不想，死亡发生时可能产生遗憾，如老人不写遗嘱，导致儿女纷争。

7.对人生过程的悔恨，来不及补救的恐惧

（1）没有好好活过，所以不能死。

（2）前无去路，回头不是岸的荒谬，人生无意义感。

（3）爱恨情仇，恩怨情节的捆绑。

四、临终患者的心理反应与需要

1.临终患者的心理反应

（1）始终有不确定感。

（2）未消化的恩怨情结浮上心头。

（3）害怕成为家人的负担。

（4）害怕失去自控能力而任人摆布。

（5）突然之间被淹没，无法承受的感觉。

（6）孤独感，包括3个幅度：①关系性：无亲人、朋友等；②情绪性：不被理解，不被倾听导致；③存在性：没有人能代替临终患者承受病痛，只能自己承受，虔诚的宗教信仰可以安慰患者。

（7）失落感。

2.临终患者的需要

（1）未了心愿的完成及交代。

（2）遗志及遗物的交代。

（3）四道人生：道谢、道歉、道爱、道别。

五、临终患者心理照护的重点

1.疏导情绪

不能压抑患者的情绪，唯有尽情感受、体验、认识，才有办法摆脱它。

2.病情告知的艺术与技巧

沟通与同理心是一种艺术，而非技术。与患者沟通，要先建立信任与亲善的关系。不预设立场，顺水推舟，顺着患者的需要，而非医护人员的需要；应先了解患者的状况、疾病、喜好，答复患者真正的需要，而非只是"口唇服务"。

3.幽谷伴行的能力

面对死亡从来都不是一件容易的事情，允许患者做自己，这是患者很大的福祉。

4.足够的敏感度

认出患者的需要，分清患者非语言表达的需要，尽量满足患者的要求。

（王晓玲　吴逢清　杨　雪₁）

第八章
终末期老人常见症状的照护

老年人终末期的表现和时间各不相同，有的老年人突然死亡，但多数是逐渐衰竭死亡的，其可能有较长时间徘徊在生死边缘。终末期老人常出现多种不适症状，常见的有疼痛、呼吸困难、谵妄、大出血、不能进食等。因个体差异和所患疾病不同，终末期老人可能出现一种或多种症状，除了医护人员应及时处理外，家人或照护人员也应参与其中，帮助老人无痛苦、舒适、有尊严地度过人生最后的时刻。

第一节　呼　吸　困　难

李爷爷，88岁，因"肺癌术后5年，呼吸困难加重2天"入院，检查提示肺癌伴全身转移。医生告知患者家人其病情危重，已进入终末期。老伴张奶奶一直在身边照顾李爷爷，看着李爷爷急促的呼吸，戴着氧气面罩，不停地想要拔除面罩，张奶奶随即找到当班责任护士小王说："老头子呼吸都那么困难，还不愿意面罩吸氧，你去帮我劝劝他吧，或者把他的双手约束起来，免得他去扯面罩，我听说你们还有什么呼吸机可以帮助患者呼吸，能不能给他也用上？"小王听后握着张奶奶的手说："奶奶，爷爷目前这种情况，戴上面罩和呼吸机对他来说都很不舒服，并且面罩和呼吸机并不能帮助爷爷缓解呼吸困难的症状，我们不能强迫爷爷，更不能用绳子把他绑起来，可能给爷爷戴上鼻氧管或开窗通风或用小风扇吹爷爷的脸部他会更舒服一些。"

终末期老人呼吸困难时的照护要点

常见的错误认识和做法	正确的认识和照护要点
认为自己或医护人员做得不够好，患者的呼吸困难才没有得到缓解。	呼吸困难是终末期老人最常见的症状之一，是机体衰竭的表现，由于肺的气体交换功能严重受损导致。
认为呼吸困难一定是缺氧所致，必须吸氧。	1.终末期的呼吸困难不一定都是患者缺氧导致，很大一部分是由于患者焦虑、恐惧导致，对于这类患者吸氧并不能真正改善其呼吸困难，只能起到安慰作用。 2.可以遵医嘱适当使用一些镇静抗焦虑的药物或用放松技术帮助老人缓解呼吸困难。
认为带氧气面罩和呼吸机比鼻氧管更能缓解临终患者的呼吸困难。	1.终末期呼吸困难通常不是因为不能吸入气体而缺氧，而是机体无法利用吸入的氧气。 2.氧气面罩和呼吸机面罩是一个相对密闭的空间，可导致或加重患者的恐惧感，正确的做法是家人陪伴在其身边，可以使用低流量的鼻氧管吸氧或将门窗打开通风，让微风吹拂患者的脸颊，或者使用小风扇对着患者的脸颊吹风，这样对终末期老人的呼吸困难更有帮助。

呼吸困难是指患者主观上感觉空气不足、呼吸费力和不适，客观上表现为呼吸频率、节律和（或）深度的改变，严重的呼吸困难表现为鼻翼扇动、发绀、端坐呼吸、辅助肌参与呼吸活动（如张口抬肩）。患者常常表述为心力衰竭样的空气饥饿感和窒息感、哮喘样的呼吸不全和胸闷。呼吸困难在癌症晚期患者的最后6个月中是最常见的症状，有50%～70%的患者有此症状，慢性阻塞性肺疾病末期呼吸困难发生率高达90%～94%，呼吸困难是患者生存质量下降的主要因素，是一种与生存期缩短有关的症状，可以导致患者活动减少，引起相关并发症。在呼吸困难急性发作期间，患者常常有明显的焦虑感。

一、正确认识终末期老人的呼吸困难

（一）呼吸困难程度的简单评估

对于呼吸困难的严重程度，患者如果能够交流，可以采用0～10分数字呼吸困难自评方法，对呼吸困难的强度进行自评，0分为无呼吸困难，10分为极度严重的呼吸困难，可以根据评分值及患者的自我感受进行一些日常活动的计划和安排。

（二）终末期老人呼吸困难的病因

1.肺内因素

（1）气道阻塞：肿瘤或淋巴结压迫气道、慢性阻塞性肺疾病、哮喘、痰堵、声带麻痹、阻塞性睡眠呼吸暂停。

（2）肺实质病变：肿瘤肺内转移、吸入性肺炎、心力衰竭、心包病变、心包填塞、癌性淋巴管炎、肿瘤相关治疗（如手术、放疗、化疗）、间质性肺病。

（3）肺血管病变：静脉血栓性栓塞、静脉闭塞性疾病、肿瘤栓塞、肺动脉高压、上腔静脉综合征。

（4）胸膜病变：胸腔积液、胸膜肿瘤、气胸、肿瘤阻碍回流、神经肌肉疾病（副癌综合征）。

（5）呼吸肌衰弱：恶病质，水、电解质失衡。

2.肺外因素

（1）膈肌和膈神经：膈肌麻痹、膈神经麻痹。

（2）胸壁顺应性下降：手术后变化、胸壁肿瘤浸润导致的胸廓运动受限、大量腹水、腹部脏器挤压、肥胖。

（3）全身因素：贫血、酸中毒、心律失常。

（4）神经心理因素：疼痛、焦虑及过度通气、抑郁、惊恐发作。

二、终末期呼吸困难的照护

（一）一般照护

1.社会心理学支持，降低患者的期望值

亲人和朋友可以给予终末期老人心理上的抚慰，陪伴、关心老人，必要时向老人说明呼吸困难是由疾病导致的，具有不可治愈性，只能帮助其缓解，使其能慢慢地接受疾病的现状。

2.减少耗氧量

调整终末期老人的活动水平，指导老人使用助行器、便盆、便椅等辅助设备，减少其下床来回走动带来的呼吸困难及气紧等不适，将老人喜欢的食物、需要的水、呼叫铃及遥控器等物品放置在其轻易可以拿到的地方。

3.口腔护理

呼吸困难的老人常因张口呼吸而易出现口干、口臭甚至口腔感染。指导老人及其家人常漱口以维持老人口唇滋润，可以采用专业的漱口水或准备一些柠檬水、甘草水等，不但能增进老人口腔的舒适度，促进食欲，还可以预防口腔感染的发生。

4.空气湿度

最好保持房间湿度为50%～60%，必要时可以使用加湿器，以增加患者的舒适感。

（二）辅助清理呼吸道

如病情需要，可以采用辅助设备帮助老人排痰，如使用震动排痰及高频胸壁震荡排痰机排除痰液，疏通老人的气道，使老人感到舒适。

（三）呼吸困难的应对

1.氧疗

（1）对于终末期癌症老年患者，氧疗效果有限，使用时需维持管道通畅及防止松脱，以稳定老人及其家人的情绪，给老人及其家人以安全感，指导老人及其家人不要私自调节氧气流量，以免影响治疗效果。

（2）对于非癌症肺病晚期患者，维持其血氧饱和度在90%以上、动脉血氧分压在60mmHg以上。使用鼻氧管吸氧或氧气面罩吸氧，必要时根据患者病情及需要可以给予无创呼吸机辅助通气治疗。在使用鼻氧管时，鼻腔可涂清鱼肝油滴鼻剂，以缓解鼻黏膜干燥不适；使用无创呼吸机辅助通气时要注意面罩的松紧大小适宜，避免产生面部压疮。

2.药物治疗

对于严重呼吸困难的患者，可以在医生的指导下使用阿片类药物、苯二氮䓬类药物、支气管扩张剂、利尿剂及糖皮质激素来缓解呼吸困难。

3.采用放松技术

对于神志清楚的终末期老人，病情允许时可以指导其做以下呼吸训练，以帮助老人缓解呼吸困难不适症状。

（1）噘嘴呼吸训练：指导患者吸气时用鼻子，呼气时缩唇轻闭，缓慢和轻轻地呼出气体，呼气时默数1、2、3、4，这样可以减缓呼吸流速，减少二氧化碳潴留。

（2）腹式呼吸训练：协助患者取仰卧或舒适的坐姿，放松全身，右手放在腹部肚脐，左手放在胸部；吸气时尽力向外扩张腹部，呼气时最大限度地向内收缩腹部，通过这个训练可缓和患者的情绪，降低呼吸频率及血中二氧化碳浓度。

（3）其他：指导患者用鼻吸氧，然后缓慢用口分两次把气吐出来。

4.其他

（1）可以使用小风扇对患者的脸部吹拂凉风，同时开窗加强房间的通风，以增强患者的舒适感，减少患者缺氧带来的不适。

（2）采用针灸、芳香疗法及催眠等辅助疗法改善患者的情绪，缓解终末期老人呼吸困难的症状。

（王晓玲　吴逢清　杨　雪）

第二节 疼 痛

李爷爷，78岁，由于"咳嗽、咳痰半个月，胸痛气促2年"入院，检查提示肺癌晚期。患者疼痛明显，按照医嘱用吗啡控制疼痛。入院第三天，李爷爷抱怨："我用了药后身上不痛了，我担心自己以后反应迟钝。能不能不吃这个药了，我怕以后越来越不清醒。"护士小方向其解释："李爷爷，您出现疼痛是由于疾病所致，我们会用最小剂量的药让您的疼痛减轻，并且尽量使您保持清醒，当您实在感到不舒服的时候，我们会根据具体的情况及时调整治疗方案。"

疼痛是一种不愉快的感觉及情绪体验，是组织损伤或潜在组织损伤相关的一种症状，是患者的主观感受，临终患者的疼痛发生率为59%～64%。疼痛具有多维性，它不仅来源于生理方面，也可能与情感、精神和社会心理有关。

终末期老人出现疼痛时的照护要点

常见的错误认识和做法	正确的认识和照护要点
疼痛只是个人的想象，不去在意就不会出现。	疼痛是真实存在的，它是人体内部的警报器和自然的报警系统，表明人体组织正在遭受损伤。
疼痛是软弱的象征，应该尽量忍痛。	1.默默忍受病痛并不是高尚的行为，这是无意义且愚蠢的。 2.如果不说出来，疼痛将永远无法得到治疗。
用药物治疗疼痛会使患者对镇痛药上瘾，所以剧烈疼痛时才可以使用镇痛药。	1.在适当的时间（如疼痛出现之前）给予适当的药物。 2.以最有效的方式用药（尽量采取口服的方式，也可通过肌内注射或皮下注射等方式）。 3.用最少剂量的药物来控制疼痛，同时让患者的头脑保持清醒。 4.药物剂量根据疼痛程度来调整。
镇痛药的副作用大，会加速死亡。	镇痛药不但不会加快患者死亡，在一定程度上还能提高患者的生命质量。

一、正确认识终末期老人的疼痛

（一）常见疾病相关疼痛类型

常见疾病相关疼痛包括躯体性疼痛、脏器性疼痛与神经性疼痛。

1.躯体性疼痛

躯体性疼痛是由于皮肤、肌肉、骨骼及结缔组织受损而导致的疼痛，患者可明确指出疼痛部位，疼痛可因移动而加剧，常见于手术后或肿瘤骨转移的终末期老人。

2.脏器性疼痛

脏器性疼痛是由于脏器受到肿瘤浸润、压迫或阻塞等导致的疼痛，患者不易指出疼痛位置，常合并转移痛，有时会伴随恶心、呕吐、出汗等症状。

3.神经性疼痛

神经性疼痛是因为神经疾病本身或肿瘤压迫周围或中枢神经，或因外科手术、放疗、化疗引起神经损伤所致，常伴随感觉异常、触摸痛和痛觉敏感等。

（二）终末期相关整体痛

终末期老人的疼痛常受到各种因素的相互影响，不仅涉及身体与其他生理上的疼痛，更涉及心理、家庭、社会、文化与精神不安等层面的疼痛，也称整体痛。

（三）疼痛的评估及处理

1.疼痛的评估

对于清醒的终末期老人，可以采用数字评分法对疼痛的严重程度进行分类，以0～10分表示，0分为无痛，1～3分为轻度疼痛，4～6分为中度疼痛，7～10分为重度疼痛，中重度疼痛要积极干预。

对于无法表达疼痛程度的终末期老人，家人及照顾者可以通过面部表情来评估老人的疼痛，见图8-1。

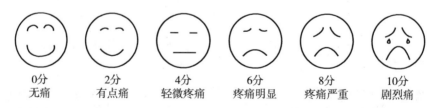

| 0分 | 2分 | 4分 | 6分 | 8分 | 10分 |
| 无痛 | 有点痛 | 轻微疼痛 | 疼痛明显 | 疼痛严重 | 剧烈痛 |

图8-1 疼痛的面部表情

2.正确运用镇痛药减轻患者的痛苦

对于终末期老人的疼痛，缓解疼痛非常重要，这将影响患者的生存质量。不能因为担心应用镇痛药会产生依赖或上瘾而不使用，放弃使用镇痛药对老人的治疗和生活毫无帮助，只会增加其痛苦。

二、疼痛照护措施

（一）疼痛的非药物治疗

疼痛管理不仅仅只依赖于药物的使用，还可以通过很多非药物手段来帮助控制疼痛，在一定程度上缓解癌性疼痛，这些措施可以单独使用或与镇痛药联合使用。

1.运动疗法

运动可以帮助疼痛老人放松肌肉，除了行走，衰弱终末期老人在坐位、卧位状态下仍然可以适当运动，缓解身体不适。照顾者可以在医护人员指导下帮助老人按照需求活动，例如，指导老人从收紧面部肌肉开始，保持10秒，然后释放，使颈部肌肉进行同样的动作，在身体其他部位：肩膀、手臂、手、臀部、大腿、小腿和脚继续，完成全身肌肉的收缩及放松运动。还可以让患者闭上双目，做叹气、打哈欠等动作，随后屈髋屈膝平卧，放松腹肌、背肌，缓慢做腹式呼吸，或者指导老人在幽静的环境中闭目进行深而慢的吸气与呼气，使清新空气进入肺部，达到止痛目的。

2.按摩疗法

温柔地按摩有助于放松终末期老人的肌肉。可以根据老人的喜好或病情选用带有不同香型的按摩液或清凉镇痛药，轻轻按揉疼痛周围皮肤，通过刺激疼痛周围皮肤达到止痛目的。在按摩期间，可以指导老人做深呼吸练习，还可以进行足部按摩，这将会带给终末期老人好心情。

3.冷热疗法

（1）热疗：可以使肌肉放松，采用局部热敷或使用浴缸沐浴，温度适宜的水可以起到放松和安抚的作用。不能使用浴缸进行沐浴的终末期老人，可以通过帮助其用热水泡脚、泡手等方式来缓解不适。其他部位可用65℃热水袋放在湿毛巾上作局部热敷，每次20分钟，也可以达到一定的止痛效果。

（2）冷疗：可减轻局部组织疼痛和肿胀。采用局部冰敷，但要注意由于缺血坏死造成的疼痛不能使用这种方法。

4.转移疗法

外界的舒适可以使人分散注意力，为终末期老人带去安宁的享受，使其心情愉悦放松，从而缓解疼痛带来的不适。让老人坐在舒适的椅子上或躺在床上，闭上双眼，思考自己愿意思考的任何事，每次15分钟，一般在进食后2小时进行；倾听老人对过往经历的回忆，尽量聊疾病以外的话题，这些都可以转移注意力，从而达到止痛的目的。

5.可视化

可视化是一个使人快乐或问题得以解决的过程,通过玩拼图、打牌或唱歌等积极的活动转移终末期老人的注意力,从而缓解其痛苦。可播放老人喜爱的歌曲,或选放一些轻快的音乐,同老人一起边欣赏边随节奏做拍打、拍手等动作;还可让老人看一些笑话、幽默小说,听一段相声等。

6.控制疼痛的其他非药物方法

控制疼痛的其他非药物方法还有电刺激、催眠、生物反馈和针灸。在特定情况下,姑息性手术(如切开手术或神经阻滞)可以显著缓解疼痛。

(二)疼痛的药物治疗

药物治疗是终末期老人疼痛控制的重要方法。了解一些疼痛用药相关知识,有利于照护者更好地照护老人。

1.疼痛用药原则

医生在给老人用疼痛控制药物止痛时,常遵循下列原则。

(1)口服给药:在使用镇痛药时,原则上口服给药,对于不能口服的患者或口服副作用大的患者可以采用外用、皮下注射、静脉注射及雾化吸入方式给药,用药时按个体化给药原则,要注意终末期老人用药后的反应,观察疼痛是否得到缓解,并根据老人的症状及时调整药物剂量。

(2)按时给药:对于持续的疼痛,应按时给予镇痛药,不要等老人出现疼痛后才给药。这样可以避免老人疼痛不能得到有效控制的情况出现,而且如果不按时按量给药,可能会增加用药量。

(3)三阶梯给药

1)第一阶梯:给予非阿片类镇痛药,适用于轻度疼痛的老人。这些药物不需要医生开处方,称为非处方药(OTC)。最常见的非阿片类镇痛药有阿司匹林、布洛芬和美洛昔康。阿司匹林肠溶片应饭前用适量水送服。布洛芬应伴随食物和抗酸药物服用,以免造成胃部不适,而这两种药物不能同服,需间隔一定时间。美洛昔康经胃肠道能很好地吸收,进食时服用也不影响其吸收,但不能过量服用,以免造成昏睡、嗜睡、恶心、呕吐和上腹痛。

2)第二阶梯:给予弱阿片类镇痛药,适用于中度疼痛的患者。临床上广泛使用的有可待因、曲马多,支气管哮喘老人禁忌使用可待因。曲马多有多种剂型,如凝胶、乳膏、用于神经痛的液剂、肠雾剂、浓缩灌肠剂、膏药等,方便不同疾病的老人使用。

3)第三阶梯:给予强阿片类镇痛药,适用于重度疼痛的患者。长期疼痛可用吗啡缓释片来控制,在初期可能会出现嗜睡的症状,对于频繁呕吐、腹泻或行肠造口术的患者,其效果不会令人满意,肾功能受损害的患者也应当慎用。对于特定种类的疼痛，有时需使用其他辅助性的止痛治疗方法，如患者伴有神经性疼痛，除了使用阿片类药物外，还应使用三环类抗抑郁药或抗癫痫药，协助缓解疼痛。

2.常见镇痛药的副作用及照护

临终老人的疼痛大多需要使用药物来止痛，常见镇痛药的副作用及照护措施见表8-1。

表8-1 常见镇痛药的副作用及照护措施

副作用	具体照护措施
便秘	吗啡和其他麻醉镇痛药物最常见的副作用，使用镇痛药的同时也应该使用缓泻药，如聚乙二醇4000散（福松）、乳果糖口服溶液（杜密克）等
恶心	常见的副作用，可以口服甲氧氯普胺（胃复安），如果老人呕吐严重，可采用肌内注射或静脉输注方式给药
嗜睡	镇痛药是一种"睡眠诱导"药物，在最初几天会引起镇静，可以根据患者情况适当减量

（吴 驭 李媛媛 王晓玲）

第三节 出 血

李爷爷，75岁，因"胃癌术后3年余，腹痛伴腹胀1个月，呕血半天"入院，入院后给予禁食、禁饮、止血、补液等对症治疗后呕血停止，5天后恢复流质饮食，但患者本人食欲差，拒绝进食，患者的女儿为此十分着急，觉得父亲呕血那么多，又禁食5天，现在不吃东西身体怎么受得了，于是对责任护士小杨说："老人身体这么虚弱，禁食解除后什么也不吃，甚至连水都不愿意喝，强迫他吃也不吃，这样下去身体怎么受得了，感觉自己非常无用。"护士小杨听后安慰患者女儿说："因为患者疾病的原因导致身体十分虚弱，同时呕血给患者身体及口腔都会带来极度的不舒适感，恢复进食需要一个过程，同时也不能强迫爷爷吃东西，如果他觉得自己身体舒适了，自然就会选择进食的。"另外，遵医嘱静脉给予相应的营养支持治疗。

一、正确认识终末期老人出血

（一）出血的定义

出血（bleeding）指血液自血管或心脏外流。外出的血液进入组织间隙或体腔内，称内出血；流出体表外，称外出血。

（二）出血的病因及诱因

1. 出血的病因

出血可由多种原因造成，如外伤、溃疡、炎症或肿瘤侵蚀血管等。老年恶性肿瘤并发消化道出血是最常见的危重症之一。

2. 出血的常见诱因

（1）血小板性疾病：临床表现为出现瘀斑、瘀疹、过度挫伤（紫癜）和（或）鼻腔、牙龈、膀胱出血。常见疾病：骨髓组织被癌组织所替代的疾病（如急性髓性白血病、多发性骨髓瘤）、药源性疾病（如化疗药物、卡马西平、肝素）、特发性血小板减少性紫癜、脓毒血症、弥散性血管内凝血（DIC）。

（2）凝血性疾病：临床表现为出现皮肤青紫、关节腔出血或肌肉出血。常见疾病：严重的肝损害、维生素 K_1 缺乏、弥散性血管内凝血。

（三）出血的表现

出血可以是肉眼可见或肉眼不可见。少量出血时，应考虑是局部还是系统原因导致的出血；大出血时患者会陷入低氧昏迷状态，甚至可以出现意识丧失、心脏停搏或濒死感等，这一过程对于患者及其家属都是一个非常恐怖、难以想象的体验。

一般大量出血的患者可能会出现下列表现：①皮肤苍白、湿冷；②突然出现的疲倦和虚弱感；③烦躁不安或恐慌；④心率和呼吸加快；⑤意识丧失。

二、老年人出血的照护要点

（一）出血的常规照护

1. 寻求支援。

2. 陪伴患者，保持冷静，说话要亲切温柔。

3. 加用毯子为患者保暖。

4. 出血时应当立即让出血的患者卧床休息，要将患者平躺，并且将下肢抬高，发现患者突然改变体位时一定要特别小心，应当预防体位性休克。

5. 当患者咯血时，应将他的头偏向一侧，避免误吸或窒息，及时清除气道内的血液及呕吐物，保持呼吸道通畅，有条件时可给患者吸氧。

6. 咯血的患者，咯血时可在患者头下或枕下垫深色毛巾和亚麻布减少不良的视觉刺激，减轻患者看见自己咯血引起的焦虑和不适感。

7. 局部止血：①盐酸肾上腺素注射液：将浸有 1：20000 ～ 1：1000 的盐酸肾上腺素注射液与生理盐水混合的纱布填塞出血处，以制止鼻黏膜和牙龈出血。

②硝酸银条：用于出血点（如鼻腔、口腔及其他伤口）。③止血敷料：如藻酸盐纱布填塞。④硫糖铝糊剂：硫糖铝1g，压碎，将其溶于5ml水溶胶（如KY凝胶）中混合成糊状，敷于伤口。

（二）口腔护理

及时清除口腔内的血液、食物残渣等，避免口腔内存留血腥味，引起再次呕吐或不适感。

（三）饮食照护

大量出血者应暂时禁食、禁饮，这也是为了避免引起窒息或吸入性肺炎，少量出血、无呕吐者，给予温凉流质饮食，出血停止24～48小时后，进食营养丰富、易消化的半流质饮食或软食，注意少量多餐，逐步过渡到正常饮食，且应细嚼慢咽，同时口服药应研磨成粉，防止再次出血。老年患者应定时、定量进餐，避免食用冷、生、硬、粗糙、刺激性食物，并戒烟戒酒。

（四）病情观察

通过以下几项判断有无活动性出血或再次出血。

1.观察患者的神志，如呼喊患者姓名有无反应等，还可观察患者皮肤色泽及肢端体温的变化。

2.观察患者有无反复呕血，呕吐物颜色和量。

3.观察黑粪次数及量是否增加，颜色有无变化。

4.观察血性小便颜色有无变化，是否混有血凝块。

（五）心理安慰

保持病室安静，与老年患者家属积极沟通，关心安慰患者。向老年患者及其家属介绍发病原因、各种检查和治疗的目的，减轻其紧张和焦虑情绪。经常巡视病房，处理不适症状，使老年患者有安全感。同时指导患者保持良好的心情，避免长期精神紧张，合理安排休息与活动。

（六）药物治疗

当患者出血时，应立即停用抗凝药物（如低分子肝素钠、华法林）、抗血小板药物（如阿司匹林、氯吡格雷）和损伤血小板功能的药物（如大多数非甾体抗炎药）；根据病情需要在医生的指导下使用止血药。

（陈　静　何君梅　王晓玲）

第四节　疲　乏

　　李爷爷，85岁，因"心力衰竭15年，气紧乏力4天"入院，检查提示急性心力衰竭，心功能Ⅳ级，患者病情危重。女儿小李平时一直负责照顾老人的起居。小李向护士诉说了自己的沮丧与无奈，其父亲以前在家每天吃完饭都要出门遛弯儿，和公园的老人聊天，生活基本能自理，现在看他躺在床上，说话都很累，需要持续吸氧，现在话也变少了，经常和他聊天也不回应。小李想知道怎样才能更好地帮助父亲。

　　疲乏又称疲劳，是一种持续、主观、劳累无力的感觉，在躯体或精神上感觉精力不足。疲劳是主观的感受，有时也被表述为虚弱、乏力、困倦、筋疲力尽、浑身不适、拖沓等。它是终末期老人最为常见的特异性症状，发生率为70%～90%，也是影响老人最持久的症状，直接影响老人的生活品质。

终末期老人感到疲乏时的照护要点

常见的错误认识和做法	正确的认识和照护要点
患者逐渐出现疲乏是医生用的药不好。	疲乏等不适是器官功能和身体机能衰竭的表现，所有的药物都只能部分减缓或改善衰竭，并不能治愈。
住院之后反而病情加重，活动越来越少。	病情都有进展过程，患者可能在疾病相对稳定期入院，所以住院期间也会遇到病情加重期，不是所有的用药都能见效。
终末期疲乏老人需要多和他聊天或活动一下也许精神会好一些。	让老人自己选择是否活动，只有老人自己才能感受到身体的承受度。

一、正确认识终末期前疲乏

（一）疲乏的分类与评估

1.疲乏的分类

正常人也会出现疲乏，但只要通过休息即可消除，这类属于生理性疲乏。因为疾病造成的疲乏则属于病理性疲乏，它通常是某些疾病的先兆或早期症状。患者和医护人员对疲乏经常持有不同的看法，医护人员也会低估疲乏的严重程度和对生活的影响。

2.疲乏的评估

如果老人能够交流，一般采取主观数字评估，请老人在 0～10 分之间选择一个代表自己疲乏程度的数字，数字越大代表疲乏越严重。根据老人给出的数字，可以将疲乏的严重程度分为无、轻、中、重度，0 分表示无疲乏，1～3 分为轻度，4～6 分为中度，7～10 分为重度。

（二）疲乏的表现

疲乏常主要表现在身体和精神方面。身体方面主要表现为无力、活动强度下降、活动时间缩短、活动耐力下降、头痛、肌肉疼痛等。精神方面主要表现为嗜睡、注意力下降、记忆力减退、兴趣减退、情绪改变等。

（三）疲乏的原因

1.生理因素

年龄增大、更年期、睡眠质量差等。

2.病理因素

肿瘤、贫血、糖尿病、流行性感冒、心力衰竭、慢性阻塞性肺疾病、腹泻、呕吐、尿频等。

3.心理因素

抑郁、焦虑、悲伤、恐惧等。

4.其他

（1）环境因素：房间不通风、一氧化碳中毒等。

（2）生活方式：肥胖、活动强度过大、睡眠障碍、营养缺乏等。

二、临终老人疲乏的照护

终末期老人疲乏比较常见，但是适当的照护能够让患者舒适，具体照护措施如下。

1.提供舒适环境

（1）保持室内环境整洁、空气清新。

（2）房间安静无噪声。

（3）及时更换患者衣物及床单被套。

2.维持身体舒适

（1）能够活动者，鼓励患者白天尽量离床活动，即便是短暂离床站立也可以。

（2）疲乏患者中运动减少者，协助其进行适当的肢体运动，帮助患者活动四肢和关节，适当进行按摩，时间和强度要循序渐进。

（3）保持患者皮肤清洁干燥，定时翻身，避免皮肤长期受压产生压疮。

（4）帮助患者梳洗打扮，保持整洁仪容。

（5）保证足够的睡眠时间。

3.心理支持

（1）如果老人产生焦虑、失望、无助等，照护者应该陪伴左右，给予亲情关怀。

（2）鼓励老人一起回忆美好的事情。

（3）经常和老人聊天，开导老人舒缓其不良情绪。

（4）让老人听音乐、读书等，一起讨论见解与看法。

（5）了解老人是否有愿望未达成，并尽量满足其愿望。

（6）让老人做一些自己感兴趣的事情，转移对病情的关注。

4.提供适宜饮食

（1）因疲乏易导致食欲下降，每日食物应注意多样化。

（2）尽量做到色、香、味俱全，关注老人的喜好。

（3）多食营养丰富、补气养血、清淡易消化的食物。

（4）适量增加新鲜水果及蔬菜的摄入。

（5）忌食煎炸、辛辣等食物。

（6）不可过量饮用茶水、咖啡类饮品。

5.保证良好休息和睡眠

（1）熟悉老人的睡眠型态，保证足够的睡眠时间。

（2）如有难以入睡、易醒、失眠等情况，应告知医生，分析原因，适当用药。

（3）提高有效睡眠，保持夜间病室安静、空气流通。

（4）睡前不讨论不愉快的事情。

三、终末期老人无法说话和活动时的照护

生命旅程的最后，疲乏的终末期老人将没有能力和家庭成员愉快地聊天、一起户外活动，享受家庭的天伦之乐。其病情逐渐加重，生命已经进入倒计时。

从开始的活动受限，到后来丧失语言能力等，身体机能不断下降，这些症状都是身体功能衰竭的表现，再好的治疗也无法治愈，反而是给患者身体加重负担。这时家庭成员和朋友可能会很伤心、感到不安，最好的做法是亲人及朋友陪伴在老人

身边，帮助老人完成人生最后旅程的道别，完成人生的夙愿，宁静安详地离开。

（邓秀琳 孙红梅 张晓艳）

第五节 谵 妄

> 王爷爷，72岁，被诊断为晚期肺癌，既往有冠状动脉粥样硬化、慢性阻塞性肺气肿。此次因"反复咳嗽、咳痰，加重伴心累、气紧3天入院"，体温38.9℃，脉搏114次/分，血压158/78mmHg，入院后予抗感染治疗、鼻氧管吸氧及心电监护监测患者生命体征变化，患者夜间睡眠差，家人为了让其好好休息，白天也关闭门窗及窗帘，入院后第二天患者出现情绪烦躁、胡言乱语，不能准确地回答问题，将老伴认作女儿，诉窗边有人影，不愿待在病房。王爷爷到底发生了什么情况？应该如何照护？

谵妄是一组表现为急性、一过性、广泛性的认知障碍综合征，尤以认知功能改变和意识障碍为主要特征，其急性起病、病程短暂、病情发展迅速。谵妄表现为急性发作，症状一般早晨和上午较轻，下午或夜晚严重，出现病程波动、定向力及语言障碍、幻觉、烦躁不安及妄想等，常发生于躯体疾病加重、感染、缺血和缺氧状态，有研究提示谵妄在住院老年患者中发生率为25%～56%。

终末期老人谵妄的照护要点

常见的错误认识和做法	正确的认识和照护要点
患者出现幻视、幻听，照顾者纠正其不正确的认知。	1. 倾听患者述说，认同其幻视、幻听现象存在。 2. 对于让患者恐惧的幻视、幻听，和患者商量如何去除，采取患者认为有效的措施。
患者出现谵妄，首先应该药物治疗。	1. 首先应该去除谵妄发生的危险因素，如束缚、房间不通气、高热等。 2. 以非药物照护措施为主。 3. 药物治疗仅限于患者出现激越行为，威胁到自身或他人安全，并且非药物治疗无效时使用。

一、正确认识终末期老人谵妄

谵妄是指短时间出现的意识和认知障碍，并且随时间而波动，终末期老人谵妄发生率达80%，常出现在死亡前几天和即将死亡前几个小时，其中50%属阿片类药物镇痛、代谢紊乱和器官衰竭相关的活动抑制性谵妄。

（一）谵妄的病因和危险因素

谵妄的病因尚未完全阐明，它是由多种因素引起的非特异性脑器质性病理综合征，造成终末期老人谵妄的原因较多。最常见的病因有三大类，包括躯体疾病因素、精神因素及医疗因素。

1.躯体疾病因素

躯体疾病是谵妄发生的必要条件，几乎所有的躯体疾病均可以引起谵妄，在终末期老人中，常见的原因有：

（1）脑器质性病变和神经系统疾病：脑血管病、脑肿瘤、脑外伤、颅内感染、脑膜炎或脑炎、颅内动脉炎、癫痫和帕金森病等。

（2）全身疾病：泌尿系统和呼吸系统感染、缺氧、脱水、电解质紊乱、酸碱失衡；心肌梗死、心律失常和心力衰竭等心脏疾病；呼吸衰竭、肝性脑病、甲状腺功能低下或亢进、糖尿病等代谢疾病；睡眠障碍、认知障碍（痴呆）等神经系统疾病；尿潴留、便秘、骨折、叶酸及维生素B_{12}缺乏等。

（3）感官受损：各种原因导致的听力、视力低下。

2.精神因素

原有精神疾病，情绪紧张、焦虑，心理孤独等容易使老年人发生谵妄。

3.医疗因素

（1）手术：手术前、中、后阶段老年人均有发生谵妄的危险，特别是手术中失血、缺氧，手术后疼痛、低氧血症、并发症和镇痛药的应用等使老年人容易发生谵妄。

（2）药物：可以诱发谵妄的精神类药物及其他物质包括镇静催眠药、镇痛药、巴比妥类药、酒精、抗抑郁药、抗精神病药、其他抗组胺和抗胆碱能药物、阿片类药物、利尿剂、H_2受体阻滞剂、治疗帕金森病的药物等。

4.其他因素

（1）老年人自身因素：高龄、活动减少。

（2）环境：终末期老人房间光线不足或太刺眼、噪声、房间温度过高或过低、房间空气不流通等。

（3）束缚：预防患者躁动采用约束带束缚其手脚，使用氧气管和心电监护等导线也可以限制患者的活动范围。

（二）临床表现

终末期老人谵妄常出现注意力下降、定向力障碍、睡眠障碍、错觉与幻觉、情感障碍，并且症状时轻时重，反反复复。

1.注意力下降

这是谵妄的主要特点，患者表情呆滞、茫然或恍惚；注意力不能集中，容易转移；对周围事物的关注时间明显缩短；接受新事物的能力及近期记忆力均下降。终末期老人常常不能与家人正常对话，目光不能专注于一点。

2.定向力障碍

几乎所有的谵妄患者均有时间定向力障碍，部分患者有地点及人物定向力障碍。终末期老人出现定向力障碍时，常常日夜颠倒，白天认为天黑了，夜晚要求起床；认为自己目前在其他地方；以往熟悉的家人有时也能认错。

3.睡眠障碍

这在终末期老人谵妄中较常见，主要表现为睡眠周期紊乱，白天精神萎靡、嗜睡，夜间精神兴奋而难以入睡等。

4.错觉与幻觉

以"视幻觉"常见（恐怖性视幻觉为主），终末期老人常常称自己看见已经逝去的亲人，根据不同信仰和文化背景看见不同"鬼怪"、异物等，患者常产生紧张、恐惧等情绪反应。

5.情感障碍

表现为情绪波动大，部分患者沉默寡言；部分患者出现激越及他人试图攻击自己的错觉或幻觉行为，如尖叫、大喊、谩骂、呻吟、烦躁不安、攻击他人、易激惹、乱扔东西等。

（三）终末期老人发生谵妄的特点

1.具有起病急、症状波动大、昼轻夜重的特点。

2.症状持续时间短，一般为数小时至数天。

3.患者有时表现为呆滞、迟钝、活动减少，有时则吵闹不止、躁动不安，有时又意识清醒。几种状态可交替出现，且昼轻夜重，白天如同常人，夜间出现谵妄状态，当意识恢复后，患者对谵妄经历部分或全部遗忘。

（四）谵妄的诊断及分型

1.诊断

（1）按照《美国精神障碍诊断与统计手册（第四版）》（DSM-Ⅳ）的谵妄诊断标准进行诊断，要求满足以下4个条件。

1）意识紊乱：注意力障碍及察觉力障碍。

2）认知功能的改变：例如，时间、地点、人物及自我定向障碍，语言交流障碍等，或者出现感知功能异常，且这些异常无法单纯用"痴呆"进行解释。

3）急性发病：常于数小时至数天内发病，一天内症状有波动。

4）潜在的病因：包括全身性疾病、突然停药、药物中毒，以及各种因素联合作用。

（2）依据《中国精神疾病分类与诊断标准（第二版）》（CCMD-Ⅱ），标准如下。

1）感觉阈值升高，对外界刺激反应减弱；知觉清晰度降低，对周围环境感知模糊。

2）注意力（尤其是主动注意力）转移，注意力集中和维持的能力减退。

3）定向障碍，包括时间、地点、人物及自我定向障碍。

4）至少有下述症状之一：①错觉或幻觉；②理解困难或错误、言语不连贯、思维结构解体或回答不切题；③精神运动性兴奋或迟滞、紧张综合征；④睡眠、醒觉节律紊乱，有失眠或嗜睡现象；⑤瞬时记忆或回忆困难。

2.谵妄分型及表现

根据精神运动性活性将谵妄分为三种亚型。

（1）高活力型（hyperactive form）：患者常出现躁动不安、过度紧张、幻觉、妄想等症状。

（2）低活力型（hypoactive form）：患者出现嗜睡、镇静、对环境的意识状态降低等症状，需与抑郁症、阿片类药物的镇静作用作区别。

（3）混合型（mixed form）：为上述症状混合出现。

二、终末期老人谵妄的照护

（一）治疗

1.去除病因

由于谵妄病因复杂、危险因素多，因此，要强调针对病因的综合治疗措施，积极治疗原发性疾病和去除引起老年谵妄的各种因素，特别是各种医源性因素，如束缚、强烈的声光刺激、不恰当的用药等。

2.对症治疗

针对不同的症状采取相应的治疗措施。常用的用药原则：①尽量单药治疗；②从小剂量开始；③选择抗胆碱能活性低的药；④尽快停药，主要纠正引起谵妄的潜在原因；⑤持续应用非药物干预措施。

3.药物治疗

常用药物有氟哌啶醇、利培酮和奥氮平等。根据目前资料显示，抗胆碱酯酶药物、抗精神病药物及苯二氮䓬类药物在治疗谵妄方面没有明确的疗效。药物治疗仅限于患者出现激越行为，威胁到自身或他人安全，并且非药物治疗无效时使用。

4.其他

补充维生素、水分、电解质等各种物质，维持水、电解质及酸碱平衡，提供安静舒适的环境和有效的家庭支持系统等。

（二）谵妄的照护

终末期老人发生谵妄常是死亡的先兆。除了必要情况下按照医嘱使用氟哌啶醇等药物减轻症状外，还应加强照护，提高该阶段老人的生活质量。鼓励亲朋好友在场陪伴老人，想办法缓解老人的恐惧和疑心。具体照护要点如下。

1.提供安全舒适的环境

（1）保持房间安静、舒适，光线充足但不刺眼。

（2）房间内摆放时钟、挂历及老人熟悉、喜爱的照片，如老人与家人、朋友的合影等物品。

（3）播放老人喜欢的轻音乐。

（4）摆放老人喜欢的绿色植物，为其选择温馨颜色的床单、被套及衣服等。

2.减少或去除束缚

（1）即使老人烦躁也不采取约束的措施。

（2）避免使用床的围栏，为预防跌床摔伤，可以采取让老人卧低高度的床，或者直接将床垫放地上让老人在上面休息。

（3）减少各种管道的使用，如氧气管、心电监护导线等，如必须使用则可以将其更换为可以移动的设备，如氧气枕（或氧气瓶）吸氧、可移动的心电监护，而不是让老人躺在床上不能活动。

（4）在老人身体允许的条件下，鼓励其活动。

（5）尽量不使用身体约束，但如果老人出现明显的自伤或伤害他人的意图且无其他替代方法时，可考虑暂时使用保护性约束，并且严密观察老人的情况，尽早去除束缚。

3.促进睡眠

（1）减少白天睡眠时间，睡前避免过度兴奋的交谈，减少夜间饮水量，睡前可让老人听轻音乐、饮少许热牛奶、热水泡脚、深呼吸或自我放松等。

（2）营造一个舒适安静的睡眠环境。

（3）照护相关操作应相对集中，避免夜间频繁进行护理操作。

（4）睡眠障碍者可服用适量药物。

4.控制疼痛

（1）评估患者的疼痛水平，积极有效地控制疼痛。

（2）通过冰袋或热水袋外敷、听音乐、泡热水澡、背部或手部按摩、调节环境（减少噪声、调暗灯光等）、调整体位等措施来缓解疼痛。

5.适当进食进饮

（1）如果老人可以进食，进食适量、营养丰富、清淡、易消化的食物。

（2）如果老人拒绝进食，将食物和水放在床旁，其需要时再进食和饮水，勿强迫或劝说老人进食。

6.注意患者的安全

加强陪伴，预防老人躁动时拔出治疗管、跌倒或自杀。

7.需要时进行适宜的交流

（1）以温和、坦诚、尊重的态度对待老人，与老人进行有效交流。

（2）耐心倾听老人的诉说，礼貌地为老人提供治疗和护理。

（3）鼓励老人的亲属和朋友经常探访、陪伴老人，想办法缓解老人的恐惧和疑心。

（雷　莹　林容旭　邓秀琳）

第六节　尿　失　禁

患者，男性，78岁，患前列腺癌5年余，目前诊断前列腺癌伴全身转移，消瘦，精神状态差，入院前曾有尿失禁，家人没有很好的方法照料患者，一直使用成人尿不湿。入院后，主管护士小张检查患者皮肤，发现骶尾部失禁性皮炎严重，于是，主管护士找到患者家属去超市买中号保鲜袋，指导患者陪护及家属使用保鲜袋式尿袋解决患者尿失禁的问题，几天后患者失禁性皮炎明显好转，家属十分感谢护士小张。

一、正确认识终末期老人尿失禁

（一）尿失禁的定义

尿失禁（urinary incontinence，UI）是指由于膀胱括约肌损伤或神经功能障碍而丧失排尿自控能力，使尿液不受主观控制而自尿道口溢出或流出的状态。常见的尿失禁分为暂时性尿失禁和已形成的尿失禁。

（二）尿失禁的现状

尿失禁可以发生在任何年龄的男女，尤其是老年人及女性。我国调查报告显示，60岁女性尿失禁发生率为46.5%～55.3%，男性为12.1%。尿失禁的发生率随着年龄的增加而增加。尿失禁容易使患者产生异味，处理不当还可导致反复尿路感染、皮肤溃烂，不仅会对患者及其家属、照护者带来经济上的负担和照护负担，还容易使患者产生自卑心理，严重影响患者的心理健康，导致患者孤僻、抑郁，因此又被称为"不致命的社交癌"。

（三）尿失禁的病因

1.暂时性尿失禁

可由谵妄、尿道感染、萎缩性尿道炎和阴道炎、利尿药、抗胆碱能药、抗抑郁药、抗精神病药、抑郁、心力衰竭、高血糖、活动受限、粪便嵌塞等导致。

2.已形成的尿失禁

（1）逼尿肌活动过度：可由脑梗死、帕金森病、阿尔茨海默病、尿道梗阻或关闭不全、膀胱炎及膀胱癌等导致。

（2）逼尿肌活动过弱：可由椎间盘压迫、神经丛病变及特发性慢性尿道出口梗阻等疾病导致。

（3）出口关闭不全：可由尿道运动过强、尿道括约肌关闭不全及前列腺手术等导致。

（4）出口梗阻：可由前列腺增大、前列腺癌、尿道梗阻等导致。

二、终末期老人尿失禁的照护

（一）心理护理

因为不能自主地控制小便、身上有异味，患者感觉到自己被人歧视、别人看不起自己，常会出现自卑心理，所以应该重视患者的心理问题。

1.尊重患者的人格，给予安慰和鼓励，使其树立信心，积极配合治疗和护理。

2.建立良好的人际关系，取得患者的信任，加强沟通和交流。

3.尊重患者，保护好患者的隐私。

（二）尿失禁常用护理用具

1.失禁护理垫（纸尿裤）

适用于无会阴部及臀部局部皮肤受损者，每次更换纸尿裤时，用温水清洗会阴、阴茎、龟头、臀部，及时更换尿布，保持会阴部的清洁、干燥，防止尿布湿疹和压疮的发生。

2.便盆、尿壶

适用于神志清楚者，指导患者正确使用便盆，切忌拉、拽、扯，防止皮肤破损。

3.留置导尿管

适用于局部有难治性压疮的患者，每日行尿道口护理，保持尿管通畅；尽量缩短尿管留置时间，尿管勿从腿上通过；尿管不能平行于或高于膀胱水平，防止尿液反流引起逆行感染。

4.避孕套式尿袋

适用于男性患者，选择适合阴茎大小的尿袋，使用前清洁会阴，保持干燥，尿袋固定高度适宜，防止尿液反流。

5.保鲜袋式尿袋

适用于男性无烦躁者，使用时松紧适度，避免过紧引起阴茎缺血，及时更换，防止尿液外漏，保持会阴部清洁、干燥，每次排尿后及时更换保鲜袋，每次更换时用温水清洁会阴部皮肤、阴茎、龟头包皮等处，其上的尿液及污垢要清洗干净。

6.高级透气接尿器

适用于有会阴部及臀部局部皮肤受损者，接尿器应在通风、干燥、清洁的地方保存，冲洗晾干，避免暴晒。注意会阴部皮肤的清洁，每日用温水擦洗，使用接尿器时尿管不能从腿上通过，防止尿液反流引起逆行感染。

（三）持续膀胱功能的锻炼

1.向患者说明膀胱功能训练的目的、训练的方法和所需时间，以取得患者的配合。安排排尿时间，定时使用便器，建立规律的排尿习惯，促进排尿功能的恢复。

2.指导患者进行盆底肌肉的锻炼，以增强控制排尿的能力。具体方法：患者取立位、坐位、卧位，试做排尿动作，先慢慢收缩肛门，再收缩尿道，产生盆底肌上提的感觉，在肛门、尿道收缩时，大腿和腹部肌肉保持放松，每次缩紧不少于3秒，然后缓慢放松，每次10秒左右，连续10次，以不觉疲乏为宜，每日进行5～10次。

3.练习间断排尿，在每次排尿时停顿或减缓尿流，以及在做易诱发"尿失禁"的动作如咳嗽、弯腰等之前收缩盆底肌，减轻排尿紧迫感程度、频率和溢尿量。若病情许可，鼓励患者做抬腿运动或下床走动，以增强腹部张力。

（四）并发症的处理

尿失禁最常见的并发症是失禁性皮炎，这是尿失禁最常见的一种并发症，同时也会造成其他疾病如疼痛、感染和破溃的发生。对于皮肤问题，永远是预防胜于治疗，因此在皮肤尚未出现严重问题时就应该采取必要的预防措施来维护皮肤的完整性，具体方法如下。

1.选择合适的尿失禁护理用具。

2.避免尿液对皮肤的刺激，及时清洗被尿液浸渍的会阴部皮肤，有数据表明，会阴部皮肤的清洗液应接近于弱酸性（pH为5.4～5.9，家庭照护可以选择肥皂＋清水的模式），有助于减少皮肤的损伤，保持皮肤清洁干燥。

3.长期卧床者应加强皮肤护理及翻身，保持床单清洁干燥，避免压疮的发生。

（五）健康教育

1.向患者解释多饮水能够促进排尿反射，并可以预防尿道感染。如无禁忌，嘱患者每日饮水量为2000～2500ml。入睡前限制饮水，以减少夜间尿液。

2.保持大便通畅，摄入足够的膳食纤维及维生素，也可通过在医师的指导下合理用药等方法来保持大便通畅。

3.坚持做膀胱功能锻炼，如盆底肌锻炼、间断排尿的练习等。

4.保持会阴部皮肤的清洁干燥，及时做好清洁护理，长期卧床的患者定时协助其翻身，避免压疮的发生。

5.选择合理的护理用具。

6.可以自行建立一个排尿日记，见表8-2，有助于了解膀胱功能、记录24小时液体摄入的质和量、排尿时间和次数、排尿量，尿失禁发生的次数、尿量和发生时伴随的活动及症状，是否有咳嗽、尿急、尿淋漓不尽等，根据排尿日记的记录，可以更好地制定膀胱功能锻炼的计划。

表8-2　排尿日记

饮水时间	饮水量（ml）	急迫感时间	实际排尿时间	排尿量（ml）	尿痛或尿急程度	漏尿量	排尿前在做什么

（陈　静　王晓玲　何君梅）

第七节　大便失禁

患者，女性，80岁，肺癌晚期伴全身转移，卧床，不能自行控制大便，水样稀便伴黏液不停，经肛门流出，导致肛周皮肤被大便浸渍后出现大片发红甚至伴有皮肤破溃，家属在家中照护患者时每次帮助患者换尿布都觉得脏、烦，照护的压力也很大，入院后主管护士了解了患者的情况，采用灭菌棉条塞入患者肛门，定时更换棉条，既减少了为患者清洁肛周的护理工作，也避免了患者肛周皮肤持续被大便浸渍出现皮肤受损的情况，家属非常感谢，感觉给了他们很大的帮助。

一、正确认识终末期老人大便失禁

（一）大便失禁的定义

大便失禁（fecal incontinence）是指粪便经肛门不随意地排出，轻者粪便泻出弄脏裤子，重者直肠内容物完全排出，属于排便功能紊乱的一种。大便失禁虽不直接威胁生命，但造成患者身体和精神上的痛苦，严重地干扰正常生活和工作，影响患者的社会功能及身心健康。

（二）大便失禁的现状

目前，我国对大便失禁并发症的发病率及严重程度都有相应的报道，随着人口老龄化现象的出现，其发病率会越来越高，因此护理人员必须予以足够的重视，做好调查和防治工作。美国的一项调查显示，大便失禁的患病率为2.2%～18.4%，30%的患者大于65岁，其中63%为女性，在长期住院的患者中，大便失禁患病率为47%，大便失禁随着年龄增大发病率增加，65岁以上老年人大便失禁的发病率为年轻人的5倍。

（三）大便失禁的病因

1.解剖学异常
肛门、直肠先天性异常瘘，直肠脱垂，肛门、直肠创伤（如损伤、手术、感染等）。
2.神经性疾病
中枢神经系统受累、外周神经系统受累、直肠感知性改变。
3.骨骼肌疾病
重症肌无力、肌病、营养不良等。
4.平滑肌功能异常
直肠顺应性异常（如炎症性肠病、放射性直肠炎、直肠缺血等）。
5.其他
严重腹泻、肠易激综合征、急性心肌梗死、脾大等。

（四）大便失禁的分型

1.完全性大便失禁
干便、稀便及排气不能控制。
2.不完全性大便失禁
干便可控制，稀便及排气不能控制。
3.感觉性失禁
因肛管皮肤缺损或肛管排粪感受器受损引起的失禁，其特点是在无感觉情况下可以排出稀便。

二、终末期老人大便失禁的照护

（一）心理护理

患者往往较自卑，心理压力大，需要照护者的理解和帮助，所以应主动关心患者，积极给予精神安慰。

（二）大便失禁护理用具的选择

1.一次性尿垫

适用于所有患者，污染时及时更换及清洗，保持皮肤清洁干燥。

2.灭菌纱球及棉条

适合大便稀且量少者，每次肛塞用棉线缝制的灭菌纱球团或棉条，放置深度为4～6cm，放置妥当后，将棉线的末端或棉条留在肛门外，4～8小时常规更换1次。如果纱球、棉条随大便排出体外或便液污染肛周皮肤，随时清洁更换。

3.便盆

适用于清醒患者，指导患者正确使用便盆，切忌拉、拽、扯，防止皮肤破损。

4.一次性肛管

适用于大便稀且失禁严重者，放置深度15～20cm，放置妥当后，将肛管末端留在肛门外，用胶布固定后接一次性尿袋，持续放置，每日更换一次性尿袋，如果肛管随大便排出体外或便液污染肛周皮肤，随时清洁更换。

5.大便失禁袋

适用于肛门周围皮肤无破损者，注意失禁袋的固定，以及局部皮肤的观察，及时更换失禁袋。

6.尿布垫或一次性尿布

适用于长期卧床的患者，将柔软、透气性好的尿布垫或一次性尿布铺在患者臀下，一经污染要立即更换，并且要随时更换污染的衣服和被单。保持室内环境整洁、空气清新，定时开窗通风，去除病室不良气味，使患者舒适。

（三）大便失禁的皮肤护理

1.做好皮肤护理对大便失禁及卧床患者是极其重要的，最具有预防性的措施仍集中在减轻压力、更换体位、加强营养、注意卫生、预防感染等方面，而不是单纯地针对大便失禁的护理。

2.掌握患者排便的规律，观察排便前表现，如多数患者进食后排便，则进食后及时给患者使用便器；对于排便无规律者，酌情定时给予便器，以尝试排便，逐步帮助患者建立排便反射。

3.便后用35～40℃温水洗净会阴及肛门周围，水温不能过热，过热会导致表皮皮脂膜和水分丧失，造成皮肤粗糙和起皱褶。在清洁皮肤时应更加注重温和性和安全性，擦洗应轻柔细致，发现臀部有发红现象时，可涂以凡士林油、四环素药膏或氧化锌软膏等，夏天可使用爽身粉，提供平整清洁的床单。对于长期卧床的患者，双腿之间放软枕，防止局部受压，并定时协助翻身。

4.对于肛周皮肤较薄的大便失禁老年患者，每次大便后避免使用纸巾和毛巾擦拭，可使用小水壶，里面盛装温水，患者大便后冲洗肛周皮肤，并用低温的小风扇直接将肛周皮肤吹干，以保持患者皮肤的清洁干燥和避免破损。

（四）康复锻炼

盆底肌锻炼，收缩肛门，持续5～10秒，放松间歇10秒，连续做15～30分钟，每天数次，坚持4～6周可改善症状。老年人可用食指或中指插入阴道或用拇指插入肛门，感受盆底肌收缩对手指的紧缩程度。

（五）饮食护理

改善饮食结构，宜进食高蛋白、高热量、易消化、含纤维素多的食物，以利于排便。增加膳食中食物纤维的含量，食物纤维不会被机体吸收，但可增加粪便的体积，刺激肠蠕动，有助于恢复肠道功能，加强排便的规律性，有效地改善肛门失禁的状况。

（陈　静　王晓玲　何君梅）

第八节　便　秘

朱爷爷，88岁，因"胰腺癌晚期伴全身转移"住院治疗，入院时疼痛明显，给予吗啡缓释片口服止痛治疗，进食量较入院前变少，其主要照料者是患者的老伴周奶奶。患者入院后第三天，责任护士小张询问患者大便情况，奶奶说爷爷这几天进食少，应该没有什么大便，已经3天未排便了。护士小张觉得情况不对，于是查看患者腹部，并询问朱爷爷是否有腹胀、是否想解大便，朱爷爷疲惫地回答："我是有点肚子胀，想解大便，但是去了两次厕所，怎么也解不出来，我想最近几天也没有什么胃口，应该是没有什么大便吧？"小张耐心地说："朱爷爷，即使您没有怎么进食，都已经3天了，应该是有大便的，况且您自己觉得肚子胀，想解便，说明您应该是有大便，可能是因为您吃镇痛药的副作用导致您发生了便秘，我马上去给医生汇报并处理您的便秘问题。"

便秘是指在不用通便剂的情况下，每周排便少于3次，至少有25%的时间有排便困难和（或）排便不尽的主观不适感，排出的大便干燥、坚硬，并且这种情况持续2周以上。对于多病的老年人，便秘是一个常见的问题。对于临终老人，镇痛药是其发生便秘常见的主要原因，但疼痛、缺乏运动、低纤维饮食、液体摄入不足和疲乏等也常常导致便秘。便秘在终末期患者中发生率很高，大约有70%的患者有便秘的表现。

一、正确认识终末期老人便秘

终末期老人不进食或进食减少并不意味着其没有大便，一般来说即使老年患者不进食，其仍然应该最多间隔3天有一次排便，而且大便不应该太硬，否则会排便困难。

（一）便秘的原因

1.癌症本身导致

腹腔或盆腔内肿瘤、血钙过高、脊髓压迫、心理问题等。

2.与身体衰弱有关

软弱无力、长期卧床、营养不良、水分不足、精神错乱、无法到洗手间等。

3.与治疗相关

使用吗啡类镇痛药、止吐药、非甾体消炎药、抗胆碱药、抗抑郁药等。

4.其他

痔疮、肛裂、糖尿病、脱水、呕吐、发热等。

（二）便秘的影响

1.常见伴随症状

胀气、腹痛、解便不完全感。

2.引起的相关并发症

粪便嵌塞、厌食、溢流性腹泻、恶心、呕吐、小便潴留、肠道梗阻、神志混乱等。

二、终末期老人便秘照护

因为便秘会导致腹痛、痉挛和不舒服，对于终末期老人的便秘，最好的治疗方法是药物治疗加适当的照护，具体照护要点如下。

1.早晨起来饮用一杯温热水

热的液体会刺激肠活动，饮一杯温热茶或柠檬水是早晨起床的第一件事，能起到温和自然的导泻作用。

2.按医嘱用药

（1）按医嘱给老人服用大便软化药物。

（2）除了医嘱泻药外，不自己购买非处方泻药。

3.尽量如厕解便

如果可能的话，尽量鼓励老人去厕所或蹲马桶解便，而不是用便盆解便。

4.适当饮食

（1）提供纤维丰富的食物，如水果、蔬菜、坚果、全谷物等。

（2）提供足够的液体，饮水量为1500～2000ml。

（3）避免食用引起便秘的食物，如鸡蛋。

（4）增加含油脂的食物摄入，如黑芝麻、蜂蜜及植物油等。

5.适当运动

（1）如果可能的话，增加患者的日常活动，不能站立者可以卧位或坐在椅子上适当活动。

（2）临终衰竭老人，由老人自己决定卧床或坐位休息，如果老人愿意活动但无法站立，非睡眠时间段每4个小时协助其离开床、椅站立1次。

6.灌肠或塞肛

（1）对于药物治疗和饮食调整后仍便秘的临终老人，可以采用开塞露1支塞肛。具体方法：协助患者取左侧卧位，将开塞露1支从肛门慢慢挤入，并嘱患者尽量保留5～10分钟待大便软化后再解便。

（2）对于大便积聚在位置较高的结肠部位的便秘，可以使用开塞露60ml灌肠治疗。

7.中医针灸

中医针灸治疗临终老人便秘也有良好的效果，可以请针灸治疗师针刺患者的足三里、三阴交、脾俞、阳关等穴位，刺激老人胃肠蠕动，缓解便秘症状。

8.自我按摩

对于上肢功能正常的临终老人，可指导其进行腹部按摩，取仰卧位或半卧位，腹部放松，用手掌从右下腹开始沿顺时针向上、向左、再向下至左下腹，按摩至左下腹时可加强力度，每天2～3次，每次5～10下。

（王晓玲　陈　茜　肖雪妮　蒙张敏）

第九节　睡眠障碍

刘爷爷，78岁，被诊断为晚期肺癌，因"反复咳嗽、咳痰，胸部疼痛10天，加重伴心累、气紧3天"入院，入院后沉默寡言，情绪低落，不愿意与医护人员交流。夜间反复咳嗽、咳痰，不能平躺，睡眠质量差，医生查看后建议服用药物帮助睡眠，被刘爷爷家属拒绝，因其认为安眠药会成瘾。第二天早上，护士查房时发现刘爷爷精神萎靡，刘爷爷老伴找到主管护士诉苦："老爷子整夜都睡不着，这样下去身体熬不住啊。"刘爷爷到底发生了什么情况？应该如何照护？

一、睡眠障碍的定义

睡眠障碍是指睡眠的质及量异常，或在睡眠时发生某些临床症状，也包括影响入睡或保持正常睡眠能力的障碍，是睡眠和觉醒正常节律性交替紊乱的表现。临床症状表现为睡眠减少或睡眠过多、睡行症等，其中以失眠症最为常见。睡眠障碍可由多种因素引起，常与躯体疾病有关。美国精神病学会制定的DSM-Ⅳ认为，睡眠障碍主要包括两个要点：①连续睡眠障碍时间长达1个月以上；②睡眠障碍的程度足以造成主观上的疲惫、焦虑和客观上的工作效率下降及角色功能损伤。

二、睡眠障碍的常见类型

1.失眠

失眠指难以入睡、睡眠浅、多梦早醒或醒后不易再睡，隔天早晨醒来后感觉没有精力、白天困倦等，它是一种症状，而非一种疾病，并且上述一种或数种症状每周至少3次，至少持续1个月以上。

2.阻塞型睡眠呼吸暂停低通气综合征

阻塞型睡眠呼吸暂停低通气综合征是指在睡眠过程中，由于上气道的塌陷引起气道的阻塞而产生的呼吸暂停和通气不足，同时伴有打鼾、睡眠结构紊乱，以及血氧饱和度频繁下降。其中，呼吸暂停是指睡眠过程中口鼻气流暂停时间≥10秒；通气不足（低通气）是指在睡眠过程中呼吸气流强度较基础水平降低50%及以上，并伴血氧饱和度下降3%或以上或伴有觉醒。其分为中枢型、梗阻型和混合型三种类型，一般临床以梗阻型比较多见。

3.其他

睡眠肌阵挛综合征是常见于老年人、与睡眠有关的神经肌肉功能障碍，指在夜间睡眠过程中小腿肌肉不停地出现抽搐，但不引起关节运动的现象，一般每隔20～40秒发作一次，每晚发作5分钟到2小时不等。发作期间多数老年人会醒来，是造成老年人不能保持良好睡眠的原因之一。

三、正确认识终末期老人睡眠障碍

人的一生中，睡眠约占1/3的时间，睡眠与机体各种因素密切相关，如疾病、情绪改变、环境变化、夜尿多等。另外，睡眠水平的下降可直接影响机体的活动状况，导致机体对发生疾病的阈值降低、损害机体的记忆力、加速机体迈向衰老。终末期老人常因躯体疼痛、焦虑情绪等导致睡眠障碍，而睡眠不足常会导致疲惫不适、疼痛体验更为强烈、自我效能降低，影响治疗情绪，进而影响疾病转归和生存质量。

四、终末期老人睡眠障碍的临床表现及评估

（一）临床表现

终末期老人尤其是恶性肿瘤晚期患者睡眠障碍主要表现为失眠，临床表现为入睡困难、白天疲乏感加重、躯体状态欠佳，严重时可导致神经认知功能障碍。

1.入睡困难，老年人睡眠潜伏期长，入睡时间长达30～60分钟，一旦入睡可获得较深的睡眠。

2.夜间睡眠不深且容易觉醒，老年人浅睡眠比例增多，因此感受外界刺激的阈值降低，轻微刺激就会使其惊醒。

3.早睡早醒，与睡眠有关的脑功能显著减弱，造成睡眠节律的不稳定。

4.睡眠时间缩短，虽然拥有充分的睡眠时间，但整晚累计睡眠总时数小于5小时。

5.自觉整夜都处于梦境状态，未能深睡，主诉全身乏力、易疲劳等。

（二）评估

睡眠障碍的评估方法比较多，但是终末期老人一般不采用复杂或影响其活动的多导睡眠监测、活动记录仪等评估方法，多采取家人帮助记录睡眠日志，包括入睡时间、总睡眠时间、床上时间、觉醒时间、觉醒次数、白天小睡时间，并根据睡眠总时间/床上时间计算睡眠效率。

五、终末期老人容易发生睡眠障碍的原因

睡眠障碍不仅会引起老年人血压升高和机体免疫功能下降、住院时间延长，还影响其生活质量，同时还可能导致患者出现精神方面的变化，如抑郁、孤僻、易怒，甚至会具有攻击性。终末期老人睡眠障碍的发生主要与下述因素有关。

1. 癌性疼痛

癌性疼痛是导致临终老年患者睡眠障碍最主要的原因之一。恶性肿瘤患者疼痛的产生有两个方面：①肿瘤对局部组织和器官压迫而产生疼痛；②肿瘤转移导致骨质破坏或其他因素而产生疼痛。有报道指出，55%～57%的患者在有疼痛的情况下会发生中度以上的睡眠障碍。

2. 自身的生理改变

随着年龄的增长，老年人自身的生物节律也会发生不同程度的变化，导致睡眠质量下降。由于睡眠时相的变化，导致主要的睡眠时相提前，表现出早睡早醒的特点。有人提出老年人昼夜节律的生理学改变是老龄化进程本身的一个基本特征。但是年龄越大并不意味着会有更高的睡眠障碍发生率，这提示还有其他医学或生理学因素与老年人的睡眠障碍有关。

3. 其他躯体疾病的影响

例如，呼吸系统疾病可能会导致呼吸困难、咳嗽、咳痰；泌尿系统疾病可能会导致尿频、尿急，或者憋尿、少尿；消化系统疾病可能会导致腹胀、腹痛等，这些都会影响睡眠。

4. 环境因素

与年轻人相比，老年人对环境因素的变化比较敏感。老年人睡眠往往比较浅，室温过高或过低、噪声、不和谐的家庭关系等均会影响老年人的睡眠质量。

5. 心理社会因素

终末期老人会遭受较多的心理刺激，疾病的加重本身会给患者带来较大的精神负担。药物治疗会导致患者躯体不适，担心所患疾病和医疗费用等也可引起焦虑、抑郁等负性情绪，这均会对其睡眠造成不良的影响，而持久的失眠状态又会使焦虑的情绪加重，从而形成恶性循环。

6. 其他

老年人在睡眠过程中出现打呼噜、频繁的小腿肌肉抽动等也会对良好的睡眠习惯造成冲击。

六、终末期老人睡眠障碍的治疗方法

睡眠质量的降低对终末期老人的体力、精力和机体抵抗力都有极其重要的影响。睡眠障碍的治疗是一个综合治疗干预的过程，单纯使用药物治疗是不理想

的，应该以认知行为治疗为主、药物治疗为辅，达到综合改善终末期老人睡眠障碍的目的。

（一）病因治疗

病因治疗是睡眠障碍的基本治疗方法。

1.疼痛的治疗

终末期患者疼痛时可遵医嘱采用镇痛疗法进行治疗，选用镇痛药一般从弱到强，先以非阿片类药为主，当其不能控制疼痛时依次加用弱阿片及强阿片类镇痛药。镇痛药的使用应从小剂量口服给药开始，根据患者病情的发展及对疼痛的承受能力增大剂量。大剂量给药时可采用肌内注射或静脉注射的给药方法。使用镇痛药物镇痛的同时也要注意药物的使用带来的不良反应，如便秘、恶心、呕吐等。

2.躯体疾病的治疗

长期的躯体疾病不仅可以导致患者疲乏、白天睡眠时间增加、睡眠质量不高，还可导致夜间实际睡眠时间减少，影响睡眠质量。护士应耐心向患者解释疾病的相关知识，消除患者的紧张情绪，鼓励患者白天治疗结束后应下床走动以增加活动量，减少白天睡眠时间以增加夜间实际睡眠时间来提高睡眠质量。同时，还可以控制饮食，避免饮酒和服用镇静剂；积极治疗相关疾病，如肥胖症、扁桃体肥大；若夜间尿频，应指导患者在入睡前减少水的摄入，睡前排空膀胱，以减少夜间排尿次数，增加睡眠时间，缓解睡眠障碍。

（二）睡眠卫生的促进

睡眠卫生的促进指通过对机体所处外环境和内环境的改变，改善睡眠质量。具体措施如下。

1.提供舒适的睡眠环境

（1）调节卧室的光线和温湿度，保证起居室温湿度适宜、无异味、光线柔和。

（2）保持被褥的干净整洁，被褥厚薄适宜、衣物松紧适宜。

（3）保持周围环境安静，避免大声喧嚣。

2.帮助老人养成良好的睡眠习惯

（1）提倡早睡早起、午睡的习惯，午睡时间控制在1小时以内。

（2）入睡困难时，尽量采用非药物手段帮助入睡。

3.睡眠干预

（1）睡前指导老人放松、深呼吸等缓解紧张情绪。

（2）避免睡前兴奋等。

（3）根据患者体力，白天鼓励老年人选择适合的活动。

（三）心理干预

心理干预是通过医护人员的教育、指导、沟通、认知疗法，达到改善患者的生活、睡眠、卫生习惯，缓解患者睡眠障碍的目的。提高患者对疾病的认知和提高战胜疾病的信心可能有助于患者改善睡眠。认知行为治疗主要包括自我放松训练，任何存在睡眠障碍的恶性肿瘤患者都应该学会放松的方法。

（四）药物治疗

上述治疗方法无效时，在医生的指导下选择合适的药物治疗睡眠障碍。理想的药物应能够迅速催眠，维持充足的睡眠时间，提高睡眠质量且无成瘾性和宿醉反应。可使用的药物包括短效苯二氮䓬类、唑吡坦类药物，尽量不使用长效苯二氮䓬类，有基础疾病的老年人应尽量避免使用此类药物。药物治疗应遵循：短期用药（一般来讲，不超过1个月）、间断用药（每周2次～4次）、小剂量用药（常采用成人剂量的1/3 ～ 1/2）、缓慢停药，尽量避免同服同类药物。

七、终末期老人睡眠障碍日常生活的照护

照顾者应该树立起关注终末期老人睡眠障碍的意识，熟悉老年人的睡眠情况，做到心中有数，一旦老年人睡眠发生变化或睡眠障碍程度加重，应该及时、积极地寻求医疗帮助，同时注意药物治疗过程中的不良反应，及时发现，及时求医。同时，老年人不要把睡觉少、失眠当成负担，应该把睡眠少且浅看成是生理现象。研究表明如下。

（1）人的睡眠并不是越多越好，一般每天6 ～ 8小时即可满足要求，而老年人所需要的时间更少，夜间睡5小时就已足够，中午再睡1小时左右，可支持晚上睡得稍迟些。

（2）大多数老年人的失眠是心理因素造成的，长时间卧床、一味追求延长睡眠时间，反而会加重焦虑情绪，导致心理障碍，长此以往，容易形成恶性循环而加重失眠。早晨醒后即起床，不要计较睡眠时间长短，消除心理负担。照顾者可以给患者提供如下一些助眠的食物来帮助老人入睡。①牛奶：含有色氨酸，不仅可以抑制大脑兴奋，还能使人产生疲倦感。②大枣：大枣煮汤，可以健脾抚神，加快入睡。③小米：含有大量淀粉、色氨酸，容易产生温饱感，促进神经细胞分泌致睡意的物质。④醋：可以消除身体疲劳，减少浅睡时间，提高睡眠质量。⑤蜂蜜：具有补中益气、安抚内脏的作用，但是对于有血脂异常的老年人来说，应该予以注意。

（谢灵灵　钟文逸　胡晓宜）

第十节 进食相关症状

朱爷爷，82岁，由于"冠心病30年，心力衰竭15年，心累、气促、咳嗽2天"入院。检查提示慢性心力衰竭急性发作，合并严重的肺部感染。医生告知家属患者病情危重，患者已进入终末期。其老伴王奶奶，76岁，多年来一直照顾朱爷爷。入院后第四天下午，王奶奶和负责朱爷爷的护士小李一起交谈。王奶奶述说她这段时间照护病重丈夫的沮丧："老朱身体越来越差，他一天比一天吃得少。他过去胃口很好，但入院后只能吃一小碗汤。即使我做了他最喜欢的回锅肉，他都说不想吃。我该如何帮助他恢复精神？"小李拉着王奶奶的手说："奶奶，爷爷目前这种情况是他的疾病多年所致，进食减少是身体机能衰竭过程的一种表现。爷爷进食减少不是我们的原因，如果爷爷想进食的话，他会告诉我们的，我们不要强迫他进食，这样会让爷爷更舒适一些。"

食物不仅提供能量来维持体力，而且是不同民族文化的重要组成部分。在中国传统文化中，与亲人朋友分享食物、一起团聚进餐是爱的表现形式之一。食物是节假日和特殊日子最重要的表现形式，如生日蛋糕、长寿面，过年的元宵和饺子。食物除了提供营养外，还被赋予了重大的社会意义。众所周知，为了生存人们必须进食。当老年人进入终末期可能有食欲下降及其他影响进食相关症状，如口干、口腔溃疡、吞咽困难、口味变化、恶心或呕吐、便秘、腹泻、饥饿感明显，甚至完全不能进食进饮，这些变化需要我们正确认识，给予适当的照护，增加老人的舒适度。

当终末期老人进食减少或不能够进食时的照护要点

常见的错误认识或做法	正确的认识或照护要点
认为自己或医护人员做得不够好，患者才会出现不能够进食或减少进食。	进食减少是身体功能衰竭过程的一种表现，照护好不能进食或进食非常少的亲人是放手让其安然离世过程中非常重要的一部分。
反复劝患者"您再尝一点""您吃得不够"。	1.让老年患者自己选择是否进食，关注患者的喜好，尽量让老人能轻松愉快地进餐。 2.应用照护技巧帮助患者应对吞咽困难、口腔溃疡、恶心或其他相关问题。 3.每天至少清洁口腔2次。 4.与患者一起进餐，进食相同的食物。
停止人工补充液患者会"饿死"。	停止人工补充液常常会让濒临死亡的患者更舒适。
患者停止进食饮水，家庭成员比垂死的亲人更心烦意乱。	陪伴患者，到其喜爱的地方或做其喜欢的事，使其在濒临死亡的时光中过得精彩和舒适。

一、食欲下降

食欲下降是指进食的欲望降低。终末期老人由于种种原因可能出现失去食欲或吃得比正常少。

（一）正确认识临终前食欲下降

临终老人食欲下降和其他所有功能下降一样，是疾病末期的一种表现。影响食欲有下面几个方面的原因。

1.疾病因素

疾病可能改变患者对食物的味道或气味的感受，使得其以往喜爱的饭菜可能不再喜欢。癌细胞释放的某些化学物质可能影响大脑的食欲中枢，也可能影响味蕾，使老人感受到食物的味道发生变化。

2.治疗措施因素

化疗、放疗和一些药物也可能导致老人食欲下降。

3.躯体症状因素

疼痛、疲劳、口干、口腔溃疡、吞咽困难、口味变化、恶心、呕吐、便秘或腹泻也可能影响食欲。

4.心理因素

压力、抑郁或对即将死亡的恐惧也会影响老人的食欲。

（二）让患者愉快进餐

虽然临终阶段进食和饮水对身体可能不那么重要，但食物仍然可以给老人带来乐趣。让临终老人愉快进餐的措施如下。

1.改变认识，尊重患者的进食决定

（1）如果临终老人不想吃饭，照顾者不要认为这是自己无能。

（2）"忘记"给临终老人提供"好"的营养，让其自己决定吃什么和吃多少。

2.适当进食时间

（1）当老人休息后，并且看起来没有不舒适表现时，为他们提供食物。

（2）安排老人少量、多次进食其喜爱的食物。

3.适宜的食物

（1）为老人提供多种可以选择的食物，但不鼓励其进食。

（2）尝试为老人提供冷或室温下的食物，以消除烹调气味（食物的气味会使人恶心或感到饱胀），通过观察其反应来判断提供食物的温度是否合适。

4.适当增加食物或能量供给

（1）充分利用早餐时间进食，因为食欲随着一天时间的推移而下降。

（2）在饭菜中增加高蛋白营养品，如安素（Ensure）、爱速康（Isocal）等。其他的蛋白质来源包括豆腐、鸡肉、鱼肉、鸡蛋和牛奶等。

（3）提供高热量的食物，如花生酱、巧克力酱、米饭、全麦面包。

5.刺激食欲

（1）饭前1小时鼓励老人做力所能及的活动，包括主动或被动活动，如扶助站立、行走，或坐位活动四肢。

（2）调整食物中的调味品以适应老人的口味变化，患者通常对柠檬、茴香、鱼香菜和小叶薄荷等耐受性良好。

（3）提供通风良好、无异味的环境。通过摆放精美的碗、餐盘或雅致的餐桌、鲜花等营造愉快的进餐氛围。

（4）鼓励老人尽可能和家人在一起进餐。

（5）在老人的小碗或盘子中提供小份量的食物，避免一大碗食物使其感觉被强迫进食，超过身体所需或自己不能进食完毕，造成食物浪费而拒绝进食。

（6）在每餐之间提供汤或饮料，而不是在就餐时补充过多的汤或水。

（7）鼓励老人尽可能自己进食。

6.营造良好的进餐氛围，让进餐成为爱的表现

（1）让老人和家人在一起吃饭。

（2）家人或照护者和老人进食同样的饭菜。

（3）让老人一边欣赏最喜欢的电视节目或音乐，一边进餐，创造一种轻松、悠闲的用餐氛围。

（4）在老人进餐时不要唠叨或抱怨，这样会让用餐气氛紧张而影响食欲。

7.餐后休息

允许老人饭后休息，并且保持床头抬高，促进消化。

二、口干

口干是指患者口腔唾液少，感觉不舒适，是许多终末期老人的一种常见症状。某些药物的副作用、张口呼吸、吸氧和脱水等均能减少临终老人的唾液分泌。

（一）满足患者对水分的需求

液体能使皮肤和黏膜湿润，并有助于去除体内的废物。然而，如果临终老人拒绝饮水，不可强迫其饮水。在生命的末期，脱水不会引起不适，事实上脱水状态比液体过多给老人带来的不适更少。但如果老人愿意饮水，下列措施推荐使用。

1.饮水时间

最好在两餐之间提供水、汤或饮料，因为在就餐时饮水或喝汤会让临终老人感到吃得太饱，影响进食。

2.饮水的同时补充营养

（1）鼓励老人食用优质的流质饮食，高热量、高蛋白流质，如能同时提供液体和营养的速溶早餐、安素或自己调配的强化奶等。调配强化奶的方法如下：①在全脂牛奶液体中加入脱脂奶粉；②为了提升味道，冷藏混合流质至少4小时再喝。

（2）根据老人喜好提供多种水分来源，如可以给老人进食鱼汤、菜汤、粥等温度适合的传统饮食来提供水分。如果老人喜欢酸奶、冰淇淋等食物，这也是很好的水分、能量或维生素来源；如果老人对乳制品感到不适，可以混入碎冰或冷冻果汁中让其食用。

（二）缓解口干的措施

为了缓解口干，可以采取如下措施。

1.口腔保湿

（1）在嘴唇上涂保湿唇膏。

（2）使用口腔保护膜喷雾、润湿剂或人工唾液制剂。

（3）每2小时用润滑剂冲洗口腔；润滑剂配制方法有两种：一种选择15g（1匙）盐与1000ml温水混合，另一种选择用1.2ml（1/4匙）甘油，加入

200 ～ 250ml水中，患者可在漱口后吐出，不必咽下冲洗液。

2.用润湿食品补充水分及营养

（1）使用蔬菜水果汁、肉汁、酸奶或沙拉酱等润湿食品。

（2）少量多次饮水，使用小片冰、冻水果或果汁冻块或冰棍。冷冻葡萄或西瓜深受部分患者欢迎。

3.刺激唾液分泌

（1）让患者咀嚼无糖口香糖。

（2）给患者喝柠檬汁或含服柑橘口味的糖果。

4.饮水便利措施

（1）临终老人身边保持有一个水杯，以便其需要的时候可以随时饮用。

（2）避免提供需要用力咀嚼的食物，如需要用力咀嚼的水果应制成果汁。

三、口腔溃疡

口腔和喉部的黏膜是身体最敏感的部位。口腔溃疡是一种发生于口腔的黏膜红肿、破溃等溃疡性损伤，多见于唇内侧、舌、颊黏膜、前庭沟、软腭等部位，发作时疼痛剧烈，严重者并发口臭，并可能影响进食和说话等日常生活。

（一）口腔溃疡的原因

临终老人口腔溃疡常常在化疗后的患者中出现，但也与放疗、感染、脱水、口腔护理差、吸氧、饮酒、吸烟或缺乏蛋白质引起的营养不良有关。口腔溃疡使患者进食痛苦，口腔出现伤口或溃疡，甚至伴有出血或中间有白色的小点。

（二）口腔溃疡的日常管理

1.每天清洁口腔2次及以上

治愈或避免口腔溃疡的关键是每天至少清洁口腔2次，必要时白天2 ～ 4小时清洁1次。

2.选择适当的清洁用具

用柔软的尼龙刷毛的牙刷轻轻刷牙齿和牙龈。为了使牙刷毛更加柔软，在刷之前将刷子浸泡在热水中。如果刷牙时有痛感，则用棉签、包着纱布的筷子或口腔护理小海绵棒清洁口腔。如果已经有口腔溃疡，则不应用口腔护理小海绵棒，而应该用棉签蘸冷水清洁口腔。每次使用后，把牙刷冲洗干净，放在阴凉干燥处。使用防磨损的牙膏刷牙或小苏打溶液漱口。

3.义齿管理

如果老年人戴义齿，在用餐时需要摘下义齿；如果口腔溃疡严重，则避免戴义齿。

（三）预防或缓解口腔溃疡

为了缓解临终老人的痛苦，除了加强口腔清洁外，还可以采取下列措施帮助预防或缓解口腔溃疡。

1.餐前和饭后漱口

在餐前和饭后轻轻漱口，在1杯200～300ml温水中加入5ml（1匙）小苏打溶液漱口。

2.湿润口唇

采用增湿剂涂抹嘴唇和嘴角，以防止开裂。

3.避免刺激物

避免用含有大量盐、酒精或其他刺激物的液体漱口。

4.选择适当的食物

（1）提供软而湿润的食物，如有必要可加酱汁。

（2）提供冷食品或饮料。

（3）提供冷冻的水果、小冰块吸吮。

（4）避免麻辣等刺激食物。

5.药物止痛

按照医嘱用利多卡因等药物，麻痹口腔黏膜来减轻疼痛。

四、吞咽困难

吞咽过程包括口腔前期、口腔期、咽喉期及食管期。吞咽困难是指食物或水不能顺利地由口腔进入胃部，食物阻塞咽喉部或卡在食管的某一狭窄处，甚至误入气管而引起呛咳、呼吸困难或窒息。临终老人可能会恶心、咳嗽、咳痰或吞咽时疼痛。

（一）正确认识临终老人吞咽困难

1.临终老人吞咽困难的常见原因

吞咽困难是化疗或喉部、胸部放疗常见的副作用，经常由口干、口腔溃疡、肿瘤或可治疗的感染如鹅口疮引起。

2.吞咽困难可能是临终前的一种表现

患者面对食物张不开嘴、食物堆积在口腔等，这种食欲下降性吞咽困难可能是身体死亡的信号。随着虚弱的增加，老年人会更难吞咽。临终前老人的身体反应会告诉我们什么时候其不再想或不再能进食饮水。

（二）使患者吞咽更舒适的措施

1.止痛

口腔溃疡引起的疼痛影响吞咽，按照医嘱使用局部麻醉药或镇痛药，如利多卡因或氯己定。

2.提供适当的食物

（1）提供软而无渣、热量和蛋白质含量高的清淡食物，如酸奶、蒸鸡蛋羹等。

（2）干食品加酱汁和肉汁。

（3）饮用半流质的液体，如水果糊，比水或果汁更容易吞咽。

（4）避免提供硬或黏的食物，将食物捣碎如婴儿食品一样。

3.体位正确

让老人坐着吃饭，如果其卧床不起，用辅助靠垫等帮助其摆一个可以接受的尽量上半身直立的体位，尽量抬高床头高于60°。

4.进食或喂食技巧

（1）将软的液体食物蘸在筷子、小长柄勺上慢慢喂食。

（2）喂食液体食物和软食，并提供粗细相当的吸管。

（3）鼓励老人在每次咽下食物前深呼吸，每口食物吞咽后呼气或咳嗽。

5.停止喂食和喂水

如果临终前老人饮水后很快就咳嗽则不要强迫其饮水，这是由于患者的吞咽反射可能已经不敏感了；如果食物堆积在老人的口腔中，清理口腔食物，不要继续喂他食物。

五、口味变化

口味变化是指临终老人对原本正常食物的味道感受出现改变，可能每天都在变化。

（一）正确认识临终前口味变化

1.临终前老人口味变化的表现

患者对原本正常食物的味道感受不同：

①其可能抱怨食物尝起来有"金属味"、腐臭味；②感觉食物太甜、太咸；③述说食物太淡，甚至可能完全失去了味道。

2.不要与患者争辩，让其愉快进食最重要

不要企图与老人争辩或解释食物味道正常，询问老人哪些食物味道最好，哪些食物味道不好，尊重其喜好并灵活提供食物。照护人员需要记住，照护目的是让其愉快进食。

（二）使临终前口味改变老人舒适的措施

如果临终前老人口味改变，以下措施可能会使老人更加舒适。

1.个体化选择调味品

根据患者食用调味品或香料的经历，以及其喜好选择调味品，这时有的老人可能会喜欢吃辣的或麻的食物，有的老人可能喜欢清淡食品。

2.食物不宜过烫

提供适温的食物，如果患者需要可以提供冷冻食品。

3.提供合适的食物

当患者认为肉类食品味道不好时，提供鸡蛋、乳类食品替代，进餐过程中提供冰冻果汁辅助改善食品味道。

4.进食前清洁患者的味蕾

在进食前用果汁、葡萄酒、茶、姜汁汽水、苏打水或盐水漱口，这有助于清洁和刺激患者的味蕾。

六、恶心、呕吐

恶心是一种特殊的主观感觉，为上腹部不适和紧迫欲吐的感觉，常为呕吐的前奏，多伴有皮肤苍白、出汗、流涎与反复的吞咽动作。呕吐是一种胃的反射性强力收缩，通过口腔、食管、胃、膈肌和腹肌等的协同作用，可迫使胃内容物由胃、食管，经口腔急速排出体外。恶心和呕吐会影响患者进食和饮水，以及维持生命需要的液体和药物的摄入。

（一）正确认识终末期老人恶心、呕吐

临终老人恶心、呕吐可由多种迥然不同的疾病和病理生理机制引起。恶心、呕吐可以相互伴随或不相互伴随出现。临终老人恶心、呕吐除了疾病、药物引起外，还可以由不良的味道或过重的气味引起。另外，患者焦虑、便秘等也可能与患者恶心相关。

（二）帮助患者缓解恶心或呕吐的措施

如果患者发生恶心或呕吐，除了告诉患者的主管医生或护士，利用药物帮助对抗患者的恶心或呕吐外，以下措施可能帮助患者缓解恶心或呕吐不适。

1.适当用药

恶心或呕吐严重者，可以按照医嘱，进食前1小时服用或注射抑制药物。

2.适当饮食

为老人提供适当的食物或饮料：①清淡调味食物，避免甜、辣或油腻的食物；②清淡的家常煮、蒸、炒、烤食物；③食用冷冻或常温食物以减少其气味和味道；④提供清凉、不过度浓稠的饮料，如苹果汁和肉汤等。

3.进食管理技巧

管理进食应注意：①早上第一件事，为患者提供饼干等干粮；②如果一天三餐之间发生恶心，则一整天均少食多餐；③当老人进食时，打开音乐或和老人一起看电视节目，以分散其注意力，使用含芳香气味的鲜花、香料等使其放松；

④如果老人进食时不喜欢交谈，则不要在其进食时尝试交谈，这样可能使恶心加重；⑤记录老人呕吐的时间、性质及每次的量等，有利于医护人员正确处理该症状。

4.体位舒适安全

在老人进食后，鼓励其采用坐位或头肩抬高半坐卧位休息，不应该让其在进餐后2小时内平卧。

5.呕吐后处理

老人呕吐后迅速清洗呕吐物，否则其气味会引起再次呕吐；保持房间通风，及时帮助老人漱口、刷牙以去除其口腔异味，也可用漱口液漱口。

七、腹泻

一天有3次或以上排便为腹泻。临终老人腹泻的原因包括药物的副作用、感染、焦虑、食物过敏和肠道功能损伤。

（一）正确处理腹泻带来的不适

1.短期的腹泻不需要止泻药

除非腹泻持续数天，使老人因为脱水变得虚弱，否则最好让其腹泻排出大便，而不是用止泻药治疗。如果腹泻持续时间长，按照医嘱补充水分、电解质和应用温和止泻药。

2.保护肛门周围皮肤黏膜

腹泻老人常容易出现肛门周围皮肤黏膜发红，在其每次排便后都应协助其进行肛门周围皮肤黏膜的清洁，在肛门周围皮肤涂上润肤霜或按照医嘱使用麻醉药膏。

（二）运用食物帮助控制腹泻

1.选择合适的食物

选择米饭、馒头和面包等面食。让患者食用富含蛋白质、热量和钾的食物，但应进食低纤维食物，例如，可以尝试进食蒸鸡蛋、白米粥、蒸饭、香蕉或奶酪等。

2.温度适宜

给患者饮用常温液体，过热或不新鲜液体可能刺激排便。

3.减少进食部分食物

减少进食水果和蔬菜，可以饮用无渣果汁，避免饮用含咖啡因的饮料。

八、饥饿感明显

一般临终前老人不会感到饥饿，但个别临终前老人饥饿感明显，感觉不能吃饱，但进食困难。

（一）正确认识和处理临终前老人饥饿感明显

1.可以进食者的照护

临终前老人饥饿感明显，如果还可以吞咽，可以给予少食多餐。

2.吞咽困难者的照护

如果患者吞咽困难，按时帮助其保持正确的坐位，准备小份软食物或半流质饮食，缓慢协助进食。

3.完全不能吞咽者的照护

如果患者吞咽任何一种食物均困难，可以准备软、细食物，让其咀嚼食物后，将食物吐出；也可以准备味道鲜美的流质，如患者喜爱的果汁、菜汤等，让其品尝后协助其吐出。患者衰弱，无法自己品尝者，照顾者可以用其喜欢的果汁等为其漱口，用微波炉或烤箱加热患者喜欢的食物，让其能够闻到空气中食物的气味。

（二）尝试用中药

如果老年患者还能进水，可尝试服中药水煎剂：熟地黄30g，黄精30g。其可以导致饱腹感。此类补益药比较滋腻，可以让患者有服后不饿的感觉，且口味甘甜，服用不痛苦。有时这些药会影响患者进食，需要在医生指导下少量多次服用。

九、不能进食进饮

不能进食进饮是指临终老人停止或拒绝进食饮水。其可能伴随临终老人较长时间。如果老人不进食，照顾者担心其会发生不良后果是很正常的，但照顾者需要首先考虑的是老人的舒适感及需求。

（一）正确认识和处理临终老人不能进食进饮

1.不能进食进饮是生命末期的正常表现

随着接近生命的终点，老年患者不想进食饮水是正常现象。当老人病情逐渐加重，摄取的食物和液体将进一步减少。通常第一种不能进食的食物是肉类，其次是蔬菜和其他难以消化的食物，最终其停止进食进饮。身体知道它需要什么，并开始通过拒绝进食保存通常会花费在吃饭上的能量来维持呼吸等基本功能，这时精神能量代替体力支撑老人。这样的事实迫使照顾者和老人的亲人面对现实：老人可能不会再康复了。

2.家人照顾者及老人的亲人勿反复劝老人进食

终末期老人不能够进食，这对家人照顾者及老人的亲人来说可能是非常痛苦的事情，但是家人照顾者及老人的亲人应尝试接受这是一个自然、正常的临终离世过程的一部分。强迫临终老人进食只会增加其痛苦。反复说"您再尝一点"和"您吃得太少了"这样的话只能惹恼根本没有胃口的老人。

3. 让终末期老人自己决定是否进食

进食原本能让患者舒适和愉快，但是临终阶段特别是濒死阶段进食不再能为患者提供能量，不再能使患者感到舒适和愉快。照顾者应该密切关注患者的喜好，按时按需准备食物，尽量为其提供轻松愉快的进餐氛围，让老人自己选择是否进食。这样做比强烈追求正常进食会更令老人满意。

虽然临终的痛苦似乎不可避免，但临终前患者一般不会感到饥饿或不适。如果他们感到饥饿，大多数人进食少量食物就会感到满足。在老年人最后的日子里，放弃进食进饮会让其死亡变得更安然。这样做会减轻患者的焦虑，改善其睡眠，减少其疼痛。

（二）正确认识终末期人工补液与营养

1. 人工补液与营养的作用

通过管喂或静脉输液，可使流食进入胃或营养丰富的液体直接进入血液，称为人工补水与营养。这些方法可以帮助中风、多发性硬化或食管癌等需要鼻饲的患者，在其能够经口进食前一段时间帮助患者维持机体水、电解质及多种营养物质平衡。

2. 管喂风险

终末期老人可能永远无法恢复进食或饮水的能力，并且可能需要永久性管喂。管喂也存在风险，它可以引起胃液反流入肺、消化道溃疡出血、管道相关感染或意外拔管等。

3. 临终前停止人工补液和营养并不会让患者"饿死"

老年患者临终前停止人工补液和营养，被称为"饿死"，或被认为会导致死亡之前的痛苦。这种说法不正确，这种情况在医学上称为脱水。通常患者脱水带来的不适症状是口干和口渴。这些症状可以通过良好的口腔护理、饮用少量水或含小冰块缓解，而不是通过人工管喂或静脉输液补水。医学证据很清楚地提示，疾病的末期脱水是一种非常自然和减少痛苦的死亡方式。临终患者不使用人工补水，这是由于停止补水可以带来以下益处：①肿瘤周围的压力减少可缓解疼痛；②肺部的液体减少使患者呼吸困难减轻；③减少由于身体功能停止导致的液体过量和电解质失衡带来的不适。

4. 是否选择管喂

无论是否选择管喂，舒适护理和疼痛控制均是所有缓和照护团队的基本目标。在患者生命末期有可能需要考虑和讨论是否需要安置胃管。如果老年患者或其家庭成员不想让其在生命末期使用管喂，最好不要在前期用管喂进食，即使已经开始管喂进食，仍然可以随时停用。人工喂养在疾病的末期通常不会延长患者的生命，通常会增加患者的痛苦。与经口喂食相比，管喂会让患者感到更孤立，因为其失去了与家人共同进餐的快乐。

虽然停止管喂从医学角度看是明智做法，但对于家庭成员来说，这可能是一个非常艰难的决定。家人在做出是否使用管喂的决定时，其内心挣扎是可以理解的。对他们来说，停止管喂意味着接受"放手"，接受亲人即将离世的事实。

（三）正确认识终末期患者停止进食进饮的事实

老人临终前不再能够与家庭成员共同愉快地分享食物，享受舒适的进餐环境。这一阶段家庭成员和朋友往往比垂死的亲人更心烦意乱。家人需要正确认识及应对患者停止进食进饮这一事实。

1.认识到临终前停止进食进饮不会增加患者痛苦

老年患者临终前停止进食进饮，让患者脱水不会带来疼痛等不适。临终阶段由于身体功能下降，机体自身已经不能够使用补充的营养和液体。事实上进食补水可能会加剧患者的不适。停止人工补液常常会让濒临死亡的患者感到更舒适。

2.提供其他方法关爱临终老人

家人不要一味地认为照顾老人就是提供好的饮食，事实上应该在临终前让老人与喜爱的亲人、朋友相处，到喜爱的地方，做喜欢的事情，使其濒临死亡的时光过得丰富多彩。当给身体补充食物、水分也不再能给患者带来舒适时，家人悉心照料老人身体，理解和包容老人的抱怨及不适，持续陪伴老人，才能够让其安乐地度过人生的最后时光。

（陈　茜　吴　驭　吴孝琦　蒙张敏）

第九章
缓和照护中日常生活照护

第一节　日常照护环境的布置及准备

　　刘爷爷，80岁，患冠心病40年，慢性心力衰竭10余年。其反复多次住院，护理人员家访时发现患者如厕困难，坐马桶时起立坐下均需要人帮助，洗澡时不能久站，否则会出现乏力、心慌等不适，需要其老伴和儿子帮助，但儿子没有和他居住在一起，照顾不方便，老伴76岁，辅助其活动困难。经护理人员指导，对其卧室及卫生间进行了改造，增加了坐便器的高度，在厕所安装了防滑扶手，地面放置了防滑垫。添置了带有坐便器的沐浴椅，患者就可以坐在沐浴椅上洗澡，解决了洗澡不能久站的问题，同时在夜间沐浴椅还可以当作床旁坐便器使用，这样就能减少患者夜间如厕的次数，有效地减少了患者受伤的风险，减轻了照顾者的负担。

　　老年人生活环境的布置要注意尽量去除妨碍行动的因素，或调整环境使其能补偿机体缺损的功能，防止由于环境因素诱发或加重老年患者不适症状的发生，促进生活功能的提升，尽量达到"健康、安全、便利、整洁"的要求。

老年人日常生活环境布置的照护要点

常见的错误认识和做法	正确的认识和照护要点
为防止患者跌倒，减少患者的活动，长期卧床。	尽可能减少患者的卧床时间，通过增加防滑垫、安装扶手等安全措施减少其跌倒的风险。
患者进食时未采取正确的姿势而造成其呛咳或误吸。	患者进食时取端坐位或半坐卧位，保持体位舒适。

一、居家环境布置

衰弱老年患者出院回家或居家治疗疾病，照护者需要为老人提供与其健康状况较好时不同的活动空间，这个空间应以安全、便利、易于活动和干净整洁为主，最重要的是应考虑到患者的舒适性、安全性和照护工作的方便性。

（一）卧室

老年患者居住的房间应采光性好、舒适且安全，室温要尽量保持在22～24℃，房间要有窗户，定时开窗通风。老年患者卧室设施要点见表9-1。

表9-1　老年患者卧室设施要点

设施	要点
床	1.终末期患者尽量选择专用病床，理想高度是76～81cm，床面高度可以升降，可升起床头或床尾，方便老人上下、喂饭、洗澡和进行其他活动
	2.床旁安装扶手，条件允许时可在床周围放置有防滑功能的地毯
	3.衰弱卧床的老年患者需准备可床上使用的移动餐桌
床铺	1.准备足够的枕头、床单和被褥，枕头可以选择不同的形状和功能
	2.保持床铺清洁、干燥，让患者更舒适
床头柜	1.准备储物篮，放置眼镜、纸巾、遥控器、书籍等杂物
	2.尝试将老人最喜欢的物件放置在其视线范围内，这样可以减轻他们的不安情绪
电话或摇铃	确保老人在需要帮助时呼叫照护人员
字画、鱼缸、绿色植物等	根据老人的喜好准备，一定要先和老人商议
窗帘	安装深色窗帘，以便在老人需要休息时遮挡阳光
椅子	1.椅子要有扶手，坐垫不宜太软，高度方便老年患者安全起立和坐下
	2.为了探视方便，也可以再额外准备一把椅子，供探访者使用

（二）洗手间

洗手间对老人来说可能是一个危险的地方。如果老人可以自己去洗手间，那么尽可能让洗手间安全、便利。老年患者的洗手间设施要点见表9-2。

表9-2　老年患者的洗手间设施要点

设施	要点
洗手间的门	1.应当足够宽，方便轮椅和拐杖进入
	2.容易开关，可以去掉门锁
坐便器	1.高度方便老年患者起身及坐下，过低的坐便器使用增高装置
	2.如果使用洗手间的坐便器存在困难，可以购买一个床旁坐便器
镜子	如果老年患者需要坐着刮胡子、刷牙、吹头发，那么需要准备可调节高度的镜子
淋浴室	1.玻璃门换为帘子
	2.准备浴凳
安全设施	1.安装防滑扶手，地面应有防滑垫
	2.安放必要的呼叫设备

（三）餐厅

餐厅是家庭生活的重要场所，尽可能确保老人可以到厨房来参与家庭生活。如果家人在这里吃饭，确保坐在轮椅上的老人也能够参加。厨房地板要用防滑垫，且不能出现易使人摔倒的毯子等障碍物。

（四）客厅与家庭娱乐室

如果老年患者可以活动，可以在客厅为他准备一把舒适的椅子，椅子最好可以调节、备有脚凳和小毯子，以及可以容纳个人物品的小储物篮。

二、居家缓和照护准备

如果衰弱老年患者或终末期老年患者选择回家接受照护，则家人可根据家庭的经济及居住条件，在条件允许的情况下，在缓和照护团队的帮助下，尽量提前为患者做好居家缓和照护物资及计划等照护准备。

（一）设备与物资

家庭照顾者在专业缓和照护人员的帮助下，为老年患者准备回家需要的设备和物资。

1.缓和照护的设备

入浴设备和浴凳、便盆、洗脸台、拐杖、病床、氧气设备、收音机、床边护栏、呼叫设备、电视、移动餐桌、轮椅等。

2.缓和照护的物资

成人尿布、一次性手套、隔离服、眼药水、加热器、显示明显的日历与表、润唇膏、身体乳、药物容器、防滑拖鞋、睡衣、枕头、床单、吸管杯、温度计、防水垫、床和椅子等。

（二）家庭缓和照护计划

照顾者对老年患者的照护需要耐心、细心，作为照护者常常会付出很多的精力，有时甚至感到力不从心，因此必须提前做好准备。

1.通讯录

准备一本通讯簿，里面记录家庭成员和朋友，以及缓和照护团队的相关人员如医生、护士、药剂师、医疗设备公司等的联系方式。

2.日常生活记录

需要做患者的日常生活笔记，笔记内容包括患者出现的症状，摄取的食物和饮料的量，大小便的时间、量及颜色，以及其他一些情况的记录。对于服用的药物，每一种都要记录名称、剂量、服用开始和结束日期、药物治疗目的和用药指导，以方便其他家庭成员及缓和医疗团队了解患者病情。

3.舒适照护

舒适是一种心理体验，可以经常询问老人的需求，家人怎样做才能让他更舒适，并尽量按照老人需要的方式提供帮助。例如，帮助老人按摩受压部位、泡热水澡、泡脚等。当遇到不能处理的心理问题时，可以请求心理医生帮助，也可以请老人最喜欢的朋友到家里帮忙疏解老人的情绪。

4.家庭照护任务

缓和照护志愿者和社区护理人员可以承担部分家庭照护的任务。家庭成员和亲友应当是家庭护理任务的主要执行人，并应主动寻求帮助。家庭照顾者在照护老年患者之前应首先照顾好自己。列出家庭照护任务，随后召开家庭会议，并邀请专业的缓和照护人员参加，一起讨论谁来提供帮助，以及如何提供帮助。考虑家庭备餐、洗衣、清洁、打扫、宠物等各方面的问题，如果家中有幼儿需要照护，也必须考虑在家庭照护任务内。

5.费用

目前缓和照护的有些药物费用可以通过医疗保险报销，但多数照护用具需要自费。家庭中需要多个家人分担费用，或者为了了解具体花费，对于每一笔费用，要记录花费的时间、内容、目的、数目，把费用的记录与其他记录相对分离，以便随后整理。

三、迎接患者回家

如果衰弱或终末期老年患者即将出院回家，需要考虑其情绪上的变化，提前做好准备。

（一）用物准备

1.医院内用物

提前整理好老年患者在医院的生活用品，以方便出院当天更好地照顾老人。

2.家庭用物

在患者回家之前，根据患者的需要，准备合适的床，床旁安装扶手，准备储物篮，放置眼镜、纸巾、遥控器、书籍等杂物。卫生间安装防滑扶手，地面应有防滑垫，安装必要的呼叫设备，调整坐便器的高度以方便老年患者坐下及起身，若使用洗手间的坐便器存在困难，可以购买一个床旁坐便器。

（二）照护知识和技能准备

1.了解照护要点

与主管医生及缓和照护护士沟通，了解回家后的照护重点，内容包括老人回家后怎样服药、休息时间安排、饮食计划等。

2.学习基本照护技能

通过阅读健康教育书籍、请教护理人员、参与患者在医院里的生活照护等方法，学会协助患者在家可能需要的翻身、下床、如厕、洗澡、洗头、饮食选择等日常生活照护技能。

（三）交通工具

如果路程很远，需要考虑老年患者的身体状况，是否可以承受长时间的坐车，是否会有突发事件。如果可能出现以上情况，则可以选择用救护车护送回家。

（雷　莹　孙红梅　林容旭）

第二节　临终老人家庭照顾者的准备

照顾临终老人，不仅给予我们关于死亡的教导，而且也教导我们怎样生活。当老年夫妻双方有一人患病时，另一半是首要的照护者，此时照顾临终老人是一个回馈爱人的机会，照顾者更加明白老人的重要性，可以利用这个机会表达自己真实的感受。照顾者的角色变成了家庭的发言人、老人健康的守护者，同时也是信息的传递者和照护团队的核心。照顾者可以帮助老人在身体、情感和精神上获得最大的满足。

一、照顾者面对的各种变化

从照顾临终老人开始，照顾者将会经历许多变化，如家庭成员关系之间的变化、情感的变化、照顾者角色的变化等。这些变化会给照顾者带来一些困扰，照顾者也可能因为照顾老人的压力而导致与其他家庭成员之间的关系变差，甚至发生冲突。

二、临终老人家庭照顾者的准备

1.寻求其他家庭成员帮助

如果照顾者在照顾老人过程中感到劳累、筋疲力尽，要主动寻求其他家庭成员的帮助，可以将一部分照顾责任委托给其他家庭成员，如子女或老人的兄弟姐妹。家庭照顾者可以通过召开家庭会议将照顾老人的责任进行公开讨论并合理地进行分配，从而有利于避免矛盾和冲突的发生。具体任务可以根据个人时间表和能力进行分配。

2.学习简单的日常生活照护技能

照顾者如果没有照顾经验，需要学习简单的日常生活照护技能，或者请有经验的陪护人员帮助，对临终老人进行日常生活的照护，帮助他们准备食物、上下床和协助老人坐下休息，协助老人用药、洗澡，甚至换药等。

3.照顾者需要为临终老人做好物品的准备

具体见本章第一节。

4.照顾者的心理准备

作为临终老人的照顾者，面对老人即将到来的死亡会感到非常痛苦，复杂的想法和情绪将每天重叠和变化，甚至每小时的情况都会发生变化，愤怒使照护者饱受情绪的困扰，可能有来自于对临终老人的愤怒，会抱怨因为老人生病，照顾的责任放在自己身上，或者愤怒老人会先自己而去，丢下自己独自在世上，照顾者会感到孤独，所以作为照顾者，需要强大的精神支持，需要与家人或其他家庭成员进行沟通，让他们帮助分担照顾责任，相互陪伴度过这个时期。在照顾临终老人期间，照顾者除了照顾好老人，也要保持自己的生活质量，如可以享受美食、观看电视节目、阅读、听音乐、翻看相册等。如果可以，暂时离开临终老人，请求其他人帮助照顾。

5.帮助老人做最后的人生规划与管理

（1）照顾者参与临终老人日常问题的解决和决策，如患者食物的选择、房间环境的布置、物品的准备、衣服的准备，以及最后离世地点的选择等。

（2）帮助临终老人做财务决定。对临终患者的存折、现金做好管理，与患者商量好财产的具体分配并记录下来，待患者离世后遵照执行。

（3）葬礼准备：与临终患者讨论葬礼举行的方式、地点、需要哪些人来参加，并一一记录下来，当患者离世后遵照患者的遗愿完成。

（王晓玲　吴逢清　钟文逸）

第三节　临终老人的心理照护

临终老人除了身体上的痛苦外，还有心理及精神上的痛苦。要先解除身体的痛苦，再深入了解其心理反应与精神需求，才能为老人提供完善的全人（身、心）照顾。

一、临终老人的心理特征

临终老人得知身患绝症后会经历复杂的心理变化，他们的求生欲望增强，真正需要的是摆脱痛苦和恐惧，获得精神上的舒适和放松，这种心理变化主要有以下几个特征。

1.对即将到来的死亡表现出恐惧

临终老人在死亡即将到来时会表现出种种恐惧心理，他们不愿与医生、护士及家人谈论死亡的话题，更喜欢听一些有关治疗希望的话题。

2.出现抑郁心理，感到绝望

临终老人通常在得知身患重病后表现出暴躁、孤僻、抑郁、依赖性增强、自我调节和控制能力差，常常迁怒于他人，尤其是自己最亲近的家人，如配偶或子女。

3.留恋配偶、子女及儿孙，考虑后事

临终老人往往担心自己离世后配偶孤独、无人照护，担心子女的工作、学业等，对家人特别留恋。

二、帮助临终老人接受即将到来的死亡

1.最后阶段仍然抱有一丝希望地生活

虽然老人已经处于临终状态，但是仍要给他希望，让老人明白自己有家人关心、疼爱和陪伴，身体的不适症状仍有可能通过治疗来缓解，可以听自己喜欢的音乐、享受喜欢的食物、与自己喜欢的人在一起，还可以做一些能力范围内喜欢的事情，如看书看报、画画，甚至是在家人陪伴下打麻将等。

2.帮助临终老人完成未了的心愿

（1）选择照料地点，根据家庭的实际情况及老人的需求，选择合理的临终地点，如医院、长期照护单元、缓和医疗机构及家里等，陪伴老人度过最后的日子。

（2）在临终老人离世前询问老人是否开追悼会、如何书写讣告，以及选择什么样的葬礼，并按照老人的遗愿进行准备。

（3）询问临终老人对疾病的治疗需求，如是选择传统的治疗，如进行气管插管、呼吸机支持、入住重症监护病房，还是选择在普通病房，以症状控制为主，没有痛苦且有尊严地离去，尽量尊重老人的想法及需求，满足其心愿。

（4）帮助临终老人做好财产分配和管理，制定好遗嘱，最好有公证人进行公证，并承诺一旦老人离世，遵照其遗嘱执行，让老人安心。

（5）询问临终老人在生命的最后阶段想要见哪些亲人和朋友、想要怎样的告别方式、希望哪些人参加葬礼、喜欢怎样的衣着等，记录下来并遵照执行。

3.陪伴与支持老人

满足临终老人的心理需求，可以轻柔抚摸，以手握手、心连心，心手相连的方式抚摸老人，用温情的语言安慰、鼓励、赞美老人。耐心倾听和诚恳地与临终老人交谈，认真、仔细地听其诉说，及时了解其真实想法和心愿，满足他的各种合理需求，减轻其焦虑、抑郁和恐惧心理，使其感到被理解和被关注。照顾者需要征求临终老人的意愿，帮助即将离世的老人准备所需的文件清单，列出他们没有完成的心愿，并根据老人的需求排出优先顺序，帮助他们在生命的最后时段达成心愿，以使其没有遗憾或少有遗憾地离开人世。

4.支持老人的心灵需求

对于有需要的临终老人，可以帮助其做人生回顾。通过人生回顾可以更好地了

解老人的一生，使其获得领悟，摆脱过去的阴影，生活得更满意，从而全然接纳自我，接受面对死亡的现实，达到生理、心理和心灵的自我整合。

（王晓玲 杨 雪₁ 吴逢清）

第四节 缓和照护中的辅助疗法

有一位临终老人赵奶奶，情绪非常不好，家人在其房间里摆放了一个香薰器，当赵奶奶闻着清淡的香味时，感觉到整个身体和心灵开始慢慢放松，她打开手机，播放着舒缓的音乐，脸上逐渐露出了笑容，她告诉家人自己听着音乐，闻着花香，整个心灵、身体得到了释放，觉得生活都美好了。

辅助疗法是缓和照护中一种受欢迎的治疗方法和手段，它用非药物手法来增强患者的感觉，促进其放松，减轻焦虑和压力，减轻因治疗造成的副作用。常见的辅助疗法包括音乐疗法、按摩疗法和香薰疗法。辅助疗法可缓解临终老人不适的症状和焦虑抑郁情绪。

缓和照护中辅助疗法的照护要点

常见的错误认识和做法	正确的认识和照护要点
衰弱或重病老人最好静养，尽量少打扰患者。	根据老人的体力情况及喜好，选择适合老人的照护方式，如提供音乐、鲜花等。

一、音乐疗法

调查统计，音乐疗法在缓解患者心理变化方面能够起到明显的作用，可以有效控制患者的情绪波动。舒缓优美的音乐可以给患者一种神清气爽的感觉，使其很快安静下来，心情得到有效的放松。

（一）正确认识音乐疗法

1.音乐疗法的定义

用音乐来减轻或消除患者的病痛，通过声音来触碰患者的感情中枢，从而达到生理、心理愉悦的一种治疗方法。

2.音乐疗法的作用

（1）音乐是我们生活的重要组成部分，影响我们生活的方方面面，音乐可以给人带来笑声和喜悦，也可以帮助患者缓解痛苦和悲伤。

（2）音乐治疗师根据患者的特殊需求和情况量身定制适合患者的音乐疗法，如舒缓的钢琴曲、佛教徒的心经及患者自己最喜爱的音乐，使患者身体得到放松、心灵回归自由。

（3）音乐治疗可以提高患者由于疾病或伤痛而降低的理解或推理能力，帮助患者表达情感，减轻压力及疼痛感，唤起患者对过去的回忆，有助于患者平静、安乐地享受人生最后的时光。

（二）正确实施音乐疗法

1.音乐的选择

实施音乐疗法时，首先要选择一个比较安静的环境，让身体处于比较舒适的状态，选择播放的音乐最好以患者喜欢的音乐为主，也可选择轻柔舒缓的钢琴曲或轻音乐，可使患者大脑神经细胞处于相对安静的状态，让全身放松，有利于老年患者保持心理平静，体会到人与自然的和谐之美。

2.时间的选择

音乐疗法的时间宜选择患者午睡前或晚上睡觉前，也可持续播放轻音乐，音量不宜过大，以患者能听清所播放的音乐内容为宜。

二、按摩疗法

（一）正确认识按摩疗法

1.按摩疗法的定义

按摩疗法是人类最为古老的外治疗法，按摩人体特定的部位，以达到治病的目的。

2.按摩疗法的作用

按摩疗法可以通过带来放松，缓解疼痛、焦虑、抑郁和不安来帮助临终老年患者；它还可以帮助患者减少整体和肌肉的疼痛及心理上被孤立的感觉；治疗师可以通过按摩疗法调整人的身体位置，从而使患者感到更加舒适。

（二）正确实施按摩疗法

实施按摩疗法时，使患者平躺或坐位，照护者用手指或手掌在患者身体部位进行揉动，力度适中，限于达到皮下组织，如果手法重则可以深达肌肉组织，按摩的力度以患者舒适为宜。

三、香薰疗法

（一）正确认识香薰疗法

1.香薰疗法的定义

香薰疗法也称芳香治疗，是将植物精油通过熏蒸、按摩、沐浴等方法，通过人体的味觉、触觉、嗅觉、视觉、听觉五大感觉功能，使纯天然的植物精油经由皮肤和呼吸系统吸收，激发人体平衡和再生的一种治疗方法。

2.香薰疗法的作用种类选择

（1）香薰疗法可以改善身、心、灵三方面的健康，调节人体中枢神经系统、血液循环系统、内分泌系统等而激发人体自身的治愈、平衡及再生功能，使身心恢复协调，消除忧郁、焦虑、烦闷、愤怒等情绪和疲劳感，达到一种身、心、灵皆舒畅的感觉。

（2）香薰疗法的种类繁多，如精油按摩法、香薰沐浴法、香薰水疗法及香薰足疗等，不同种类的香薰具有不同的功效，香薰治疗师会根据临终老年患者的喜好及目前症状选择适合患者的香薰疗法，以帮助患者缓解疲劳、焦虑、抑郁等不良情绪。

（二）正确实施香薰疗法

在实施香薰疗法时，应事先了解临终老年患者喜欢的精油香型，将精油滴入香薰机器中，打开容器，使精油随水雾散发，并弥漫于整个空气中，改善环境，使患者情绪释放、思想焕发。

（余　姣　王晓玲　张晓艳）

第十章
缓和照护中财产及相关管理

第一节　老年患者的权利

一、权利的定义

权利是指法律赋予人实现其利益的一种力量，与义务相对应，是法学的基本范畴之一。权利也是法律赋予权利主体作为或不作为的许可、认定及保障。权利通常包括权能和利益两个方面：权能是指权利能得到实现的可能性；利益是权利的另一种表现形式，是权能现实化的结果。

二、老年患者的权利

（一）老年患者权利的定义

老年患者的权利，即60岁以上患者在医疗活动中的消费权利，是指医疗过程中患者应当享有的权利和权益，一般包括法律上的权利和道德上的权利。我国目前有关患者权利的法律规定体现在《宪法》《中华人民共和国民法通则》等法律及一系列单行的卫生行政法规之中。

（二）老年患者权利的内容

患者的权利，不应单纯从伦理道德的角度号召医生以人道主义的态度对待患者，这样做会将患者摆放于一个并不平等的地位之中。在医疗过程中缺乏人性的关怀，患者逐渐被看成是"消费者"，也就是医疗服务的购买者，而不是"患者"，忽视了患者所应该享受的权利。而老年患者作为社会特殊的、相对弱势群体来说，他们的权利更应该得到维护与尊重。

1.基本人权

患者的基本人权：①生命权，是指自然人的生命安全不受侵犯的权利，即一个人在心跳、呼吸、脑电波不停止情况下的生存权和在心脏、呼吸、脑电波暂停情况下的再生存权；②身体权，是指患者对自身正常或非正常的肢体、器官、组织拥有支配权；③健康权，是指人体器官、系统，乃至身心的正常运行，即患者不仅拥有生理健康权，还享有心理健康权。以上这3种权利都是人生而有之的，是人固有的基本人权，故临床上在患者死亡后，如果患者生前已签署遗体或器官捐赠协议，患者家属应遵照患者遗愿，及时通知相关部门，但如果患者及家人不愿意捐献遗体，可以让家属在患者死亡后在病历上签字拒绝捐献。

2.享受医疗服务权

老年人有自主选择和获得基本医疗保健的权利。在就医过程中，老年患者可选择接受或拒绝某项医疗服务，享有自主决定的权利。在老年人有判断能力的情况下，如果其选择与子女及配偶帮助其做的选择不一致，医疗单位应尊重患者的决定。例如，终末期老人如果有自己做主的能力，医疗单位对是否插管、安置起搏器、胸外心脏按压等治疗措施应该以患者本人的意愿为主。患者最好在健康状况较良好时，通过生前预嘱方式，告知家人或医护人员，使自己的权利得到保障。但临床上常常看到，当临终患者失去意识后，作为家属，常常代替患者做出一些给患者带来痛苦甚至伤害的选择，如气管切开等，这样做可能完全违背了患者的意愿，这也是与缓和医疗背道而驰的。当患者生命即将结束时，作为家属应更加关注生命的质量，而不是生命的长度。

3.人格尊严权

随着生理功能的老化、社会交往的减少、经济条件的下降，老年人往往会产生自卑的情绪，特别在意他人的看法与态度。因此，在老年患者接受医疗服务时，不得因年龄、病种、社会地位、经济状况等因素，而使老年患者受到歧视或其他不公正的待遇，因为他们享有被尊重的权利。即使老人已面临死亡，作为照护者也应该维护患者的尊严，如保持患者衣物清洁、为患者梳洗、保护患者的隐私、做各种护理前都应在患者的耳边轻轻地告知等，保证患者有尊严地离世。

4.知情同意权

老年患者有权了解自己的病情、医生做出的诊断、所接受的治疗及其效果、医疗费用等全部真实情况，并有权自行决定是否同意医生提出的治疗方案、接受或拒绝某些特殊检查等，并且不被强迫。临床上常常看到患者如果一旦被确诊为癌症，家人通常怕影响其健康而选择对患者隐瞒病情，但是这样做并没有减轻患者的焦虑，反而使患者抱怨对治疗效果不满，不能积极配合治疗，结果适得其反。作为家人，应学会选择适当的时机告知患者坏消息，共同陪伴患者度过生命中最难熬的时光。信任及理解使患者感到备受尊重，更加信任医护人员，可以大大减少医疗纠纷的发生。当患者接受现实后，会合理地安排剩下的宝贵时光，完成自己未了的心愿，平静地接受死亡。

5.隐私权

患者有不公开病情、家庭史、接触史、身体隐蔽部位、异常生理状况等个人生活隐私的权利；医院和其工作人员不得非法泄露患者的相关信息，特别是一些可能暴露患者隐私的治疗或检查，医务人员有义务给予保护。当患者的病情不希望被他人知晓时，作为医务人员应尊重患者的选择，保护患者的隐私权，特别是一些传染性疾病如艾滋病。2006年3月1日，我国正式实施的《艾滋病防治条例》的第39条明确指出，未经本人或监护人同意，任何单位或个人不得公开艾滋病毒感染者、艾滋病患者及其家属的姓名、住址、工作单位、肖像、病历资料，以及其他可能推断出其具体身份的信息。但需要特别指出的是，作为艾滋病患者的配偶，应享有病情的知情权。

权利和义务是不能截然分开的，当患者在享受权利的同时，也不能超越法律；当老年患者的权利受到侵害时，同样可以拿起法律武器来维护自己的权利。

（张晓艳　郭菊红　陈　茜）

第二节　老年患者的医疗保险制度

一、医疗保险的概述

1.医疗保险的定义

医疗保险是指通过国家立法，按照强制性社会保险原则，由用人单位和职工个人按时足额缴纳，不按时足额缴纳的，基本医疗保险统筹基金不予支付其医疗费用。医疗保险是为补偿疾病所带来的医疗费用的一种保险。我国的医疗费用由国家、单位和个人共同负担，以减轻企业负担，避免浪费。

2.医疗保险的基本特征与职能

医疗保险具有社会保险的强制性、互济性、社会性等基本特征，也具有保险的两大职能：风险转移和补偿转移。

3.医疗保险的范围

医疗服务的范围一般依照其特性来区分，主要包含医生的门诊费用、药费、住院费用、护理费用、医院杂费、手术费用、各种检查费用等。

二、老年患者医疗保险的类型

（一）基本医疗保险

根据我国社会保险法规定，符合基本医疗保险药品目录、诊疗项目、医疗服务设施标准及急诊、抢救的医疗费用，按照国家规定从基本医疗保险基金中支付。下面以成都市基本医疗保险为例说明其报销范围。

1.基本医疗保险药品的报销

基本医疗保险药品的报销包括纳入基本医疗保险给付范围的药品，分为甲类药物和乙类药物两种。

（1）甲类药物是指全国基本统一的、能保证临床治疗基本需要的药物。这类药物的费用纳入基本医疗保险基金给付范围，并按基本医疗保险的给付标准支付。

（2）乙类药物目录由各省、自治区、直辖市根据当地情况调整，这类药物先由职工支付一定比例的费用后，再纳入基本医疗保险基金给付范围，并按基本医疗保险给付标准支付。

（3）以下药品不在基本医疗保险报销范围内：①主要起营养滋补作用的药品；②部分可以入药的动物及动物脏器、干（水）果类；③用中药材和中药饮片泡制的各类酒制剂；④各类药品中的果味制剂、口服泡腾剂；⑤血液制品、蛋白类制品（特殊适应证与急救、抢救除外）；⑥社会保险行政部门规定基本医疗保险基金不予支付的其他药品等。

2.基本医疗保险诊疗项目报销条件

（1）临床诊疗必须安全有效、费用适宜。

（2）由物价部门制定了收费标准。

（3）在由定点医疗机构为参保人员提供的定点医疗服务范围内。

（4）基本医疗保险基金不予支付生活服务项目和服务设施费用，主要包括就（转）诊交通费、急救车费、空调费。

3.医疗保险报销标准

各个城市医疗保险标准及比例不一。以成都市为例，根据《成都市城乡居民基本医疗保险暂行办法》（成都市人民政府令第155号）的规定，成都市城乡居民医疗保险报销标准见表10-1；根据《成都市城镇职工基本医疗保险办法》（成都市人民政府令第154号），成都市职工医疗保险住院报销比例见表10-2。

表10-1 成都市城乡居民医疗保险报销标准

险种	医院等级	起付标准（元）	报销比例（%）		
			一档	二档	三档
居民医疗保险	乡镇卫生院	50	65	90	90
	一级医院/社区卫生服务中心	100	60	80	85
	二级医院	200	55	65	80
	三级医院	500	35	50	65

注：①市外转诊的起付标准为1000元；②门诊支付比例为60%，一个自然年度累计门诊限额200元；③封顶线为上一年度城镇居民可支配收入的6倍。

表10-2　成都市职工医疗保险住院报销比例

险种	医院等级	起付线（元）	报销比例（%）
职工医疗保险	乡镇卫生院/社区卫生服务中心	160	95
	一级医院	200	92
	二级医院	400	90
	三级医院	800	85

注：①在上述基础上，年满50周岁的增加2%，年满60周岁的增加4%，年满70周岁的增加6%，年满80周岁的增加8%，年满90周岁的增加10%。根据年龄增加后的医疗费用报销比例，不得超过100%。②一个自然年度内统筹基金为个人支付的医疗费累计不超过上一年度成都市职工平均工资的4倍。

成都市居民医疗保险报销比例仍在逐年提高。《关于提高城乡居民基本医疗保险住院医疗费用报销比例的通知》（成人社办发〔2017〕105号）规定：①成年低档缴费参保人员在乡镇卫生院和社区卫生服务中心发生的住院医疗费报销比例提高至95%，在三级医院发生的住院医疗费报销比例提高至53%；②成年高档缴费参保人员在乡镇卫生院和社区卫生服务中心发生的住院医疗费报销比例提高至95%，在三级医院发生的住院医疗费报销比例提高至68%。

（二）补充医疗保险

补充医疗保险仍然是不同地区规定不同。以成都市补充医疗保险为例，其在实行基本医疗保险的基础上，建立重大疾病医疗补助制度和补充医疗保险制度。

（1）补充医疗保险1：一次住院限用1份，封顶5万元。

（2）补充医疗保险2：一次住院可报多份，封顶1万元。

（3）补充医疗保险3：每人限用1份，分年龄段缴费。以上一年全市职工平均工资的比例缴费，如60岁以上老人按2.5%缴纳。

（三）长期照护保险制度

长期照护保险制度在我国个别城市初步开展。成都市从2018年7月1日起，只要是城镇职工基本医疗保险参保人员，就可以自动享受到成都市新推出的长期照护保险制度，这也是今年成都市关注民生、积极应对"人口老龄化"的重大惠民举措之一，提高了老年患者的生活质量，减轻了家庭的照护负担。

成都市长期照护保险是为长期失能人员（主要是失能老人）基本生活照料和与基本生活密切相关的日常护理等服务提供基本保障的一个全新的社会保险制度。

失能等级划分主要考虑失能的具体程度，同时也考虑到社会支持度、认知能力和疾病情况等问题，试点初期将其划分成3个以上等级，等级越高支付费用也越多。该费用是支付给符合条件的医疗机构、养老机构或其他居家照护机构等服务机构。

三、商业医疗保险

我国商业医疗保险虽然起步较晚、规模不够、产品还没有丰富起来，但是经过前期的积累和探索，已经具备了非常有利的发展条件。

1.商业医疗保险的定义

商业医疗保险是指商业保险组织根据医疗保险合同约定，以人的身体为保障对象，向投保人收取保险费，建立保险基金，对于因合同规定的疾病或意外发生所造成的医药费损失承担给付保险金责任的一种合同行为。商业医疗保险是相对于社会保险而言的，是以被保险人身体的健康状况为基本出发点，对被保险人因疾病或意外伤害造成的医疗费用和收入损失进行补偿为目的的一类保险。

2.商业医疗保险的分类

按照病种分类，商业医疗保险可以分为普通医疗保险、意外伤害医疗保险、住院医疗保险、手术医疗保险和特种疾病医疗保险。

购买商业保险能很大程度上缓解家庭的经济压力，减轻家庭成员的后顾之忧。

四、其他的选择

对于家庭收入微薄的家庭，无法承担老年患者的医疗及照护费用时，还可以向各地区的红十字会、家庭成员所在单位的工会等申请求助，或者通过网络、微博、微信或专业的筹款平台等发起募捐活动，帮助解决医疗费用的燃眉之急。

可申请途径如下（以成都市为例）：

（1）城乡医疗救助：《成都市城乡居民基本医疗保险暂行办法》（成都市人民政府令第155号）第十九条（医疗救助）明确指出，对参加城乡居民基本医疗保险的低保人员、农村五保户和困难家庭中持有《中华人民共和国残疾人证》的智力类、精神类残疾人和其他类伤残等级为一、二级的残疾人，按规定比例报销后仍有困难的，可向有关部门申请城乡医疗救助。

（2）成都市慈善总会：求助电话为87033010。

（3）成都市红十字会：求助电话为86-028-85217679。

（4）李嘉诚基金会"全国宁养医疗服务计划"：在四川大学华西第四医院设立有宁养院，该宁养院将每年为四川省500名癌症贫困患者提供总计120万元的医疗服务；同时，该宁养院成立了第一支"宁养服务组"，专业的医务人员将走进社区，为癌症患者提供免费服务。

（5）大病救助平台：如水滴筹、爱心筹等。

照护患病老人，往往是一个长期的过程，这不仅需要照护者有很好的耐心，也需要家庭提供很好的经济支撑。为了更多地减轻家庭负担，保障患者的治疗，维持家庭生活质量，作为家庭成员和患者，都应提前做好规划，多方面获得经济支持。

（张晓艳 雷 莹 杨 雪）

第三节　财产分配及管理

在家人和朋友的眼中，李大爷虽然独居，但身体一直很好，生活也不需要他人照顾，死亡对于老人来说好像遥不可及。可是一天晚上，李大爷在睡梦中悄然离开了人世，却没有给家人留下只言片语。老人生前未对任何人说起房产及财产的分配，也未留下任何遗嘱。看似和睦的一家，为了房产及财产的分配争吵不休，亲人反目成仇，到最后甚至对簿公堂。纷争持续2年之久。所有的人都感到疲惫不堪，这可能是李大爷最不想看到的吧！

对于临终老人来说，重点已不再是和疾病的斗争，重要的是帮助他们舒适地度过最后的时光，帮助老人处理好剩下的事情。其中，遗产分配的事情可能是临终老人和老人的照顾者都焦虑的源头。财产问题越快安排好，越有利于减轻家庭的焦虑。制定有效的遗嘱是避免老人过世后引起财产纠纷最直接、最有效的方法。

一、遗嘱

1.遗嘱的定义

遗嘱是指遗嘱人生前在法律允许的范围内，按照法律规定的方式对其遗产或其他事务所作的个人处分，并于遗嘱人死亡时发生效力的法律行为。《中华人民共和国继承法》第十六条明确规定："公民可以依照本法规定立遗嘱处分个人财产，并可以指定遗嘱执行人。公民可以立遗嘱将个人财产指定由法定继承人的一人或者数人继承。公民可以立遗嘱将个人财产赠给国家、集体或者法定继承人以外的人。"

2.立遗嘱的方式

（1）公证遗嘱：由遗嘱人经公证机关办理。办理遗嘱公证需要立遗嘱人亲自到其户籍所在地的公证机关申请办理，不能委托他人代理。

（2）自书遗嘱：必须由立遗嘱人全文亲笔书写、签名，注明制作的年、月、日。自书遗嘱不需要见证人在场见证即具有法律效力。

（3）代书遗嘱：应当有两名以上见证人在场见证，由其中一人代书，注明年、月、日，并由代书人、其他见证人和遗嘱人签名。

（4）录音遗嘱：以录音形式设立的遗嘱，应当有两名以上的见证人在场见证。见证的方法可以采取书面或录音的形式，录音遗嘱制作完毕后，应当场将录音遗嘱封存，并由见证人签名，注明年、月、日。

（5）口头遗嘱：遗嘱人在危急情况下，可以立口头遗嘱。口头遗嘱应当有两名以上见证人在场见证。危急情况解除后，遗嘱人能够用书面或录音形式立遗嘱的，所立的口头遗嘱无效。

3.遗嘱的特点

（1）遗嘱是单方法律行为。

（2）遗嘱人必须具备完全民事行为能力。

（3）设立遗嘱不能进行代理。

（4）一般情况下，遗嘱必须是书面的，只有在紧急情况下才能采用口头形式。

（5）遗嘱是遗嘱人死亡时才发生法律效力的行为。

4.立遗嘱的注意事项

（1）尽量在健康状况正常时立遗嘱。

（2）尽量由本人亲自书写所有内容。

（3）最好有两名无利害关系的人见证签字。

（4）语句要通顺无歧义。

（5）方便的话找当地律师见证。

5.有效遗嘱必须具备的条件

（1）立遗嘱人必须要有完全民事行为能力。

（2）遗嘱必须表达立遗嘱人的真实意思。

（3）只能就立遗嘱人个人的合法财产做出处置。

（4）凡受胁迫或欺骗所立的遗嘱均无效。

（5）无行为能力或限制行为能力人所立的遗嘱无效。

（6）遗嘱应对缺乏劳动能力且没有生活来源的继承人保留必要的遗产。

（7）遗嘱若损坏了社会公共利益或其内容违反社会公德，则也无效。

6.遗嘱的认证

遗嘱必须包括代表人的名字（遗嘱执行人）和分配财产的具体安排。遗嘱必须签名并有两名见证者，每位证人都要留下地址。立遗嘱人应该在所有的遗嘱页面上签字，并且被见证后不得再更改。

亲笔遗嘱是由立遗嘱者亲笔书写、签名并注明日期，不需要见证者。

遗嘱认证是按法律程序把死者的财产转移到受益人手中的过程。通常，遗嘱认证1年内能完成，但当遗嘱的真实性或财产的分配方式存在争议时，遗嘱认证的时间将会延长。

7.无遗嘱者的财产分配

无遗嘱的死亡者是指一个人死亡后没有遗嘱或生前信托。如果一个人死亡后没有留下遗嘱，则其财产通常按我国的法律由继承人按继承顺序继承，第一顺序人为活着的配偶，然后是子女，再其次是其他血缘关系的亲人，可能需要很长的处理时间。如果立下遗嘱、生前信托或房产分配计划，应该留给1～2名家庭成员或可信任的朋友该文件的复印件。如果立遗嘱人的资产很庞大，则其配偶需要与立遗嘱人的律师或财政规划师讨论如何处理遗产税，这也可以避免当立遗嘱人死后家庭成员之间发生争吵。生前信托允许财产直接转给受益人而不需要遗嘱认证。

二、遗产包含的内容

1. 银行账户

写下所有的银行账户，包括地址、账户号及密码。重要的是，如果终末期老人丧失了决定能力，其配偶、成年子女或其他可以信任的人可进入其账户支付账单。

2. 其他财务方面的事情

终末期老人在神志清楚时，应该写下自己的股票债券、保险单、退休金等信息（注意地点、政策、数量、可能的处理方式或针对任何政策的贷款）。如果老人有个人保险箱，也应写下保险箱放置位置和钥匙及里面的物品。

（1）确定所有的共有资产，准确地反映出属于各自的情况，记下所有共有人的名字。

（2）如需改变契约上的名字，联系财产所属地的契约管理者。

（3）从共有的股票或债券上去掉临死者的名字，增加其他占有者的名字，如其子女的名字。

（4）在共有的银行账户里去掉临死者的名字，并通知银行。

（5）如果你是死者所购买健康保险金的受益人，需咨询相关保险机构如何获得健康保险金。

（6）转让临终老人的汽车和房子。

（7）详细询问临终老人其他的资产地址等重要信息。

如果爱人死后其名下资产才转让，除遗产税外还必须等到遗嘱和财产经过遗嘱认证后，这需要相当长的时间。因此，最好是在爱人还在世时完成名下资产的转让。通常明智的做法是咨询专业的资产律师。

生前信托允许财产直接转给受益人而不需要遗嘱认证。需要说明且很重要的是，生前信托可能会影响医疗救助计划救助金的资格获得，在做生前信托时最好咨询律师。

（张晓艳　陈　静　陈　茜）

第三篇　居丧期的缓和照护

第十一章
如何帮助居丧期家属面对死亡

第一节　老年人后事的准备

李爷爷，65岁，老伴38年前已去世，其独自抚养3个子女长大，他们均已成家并有了各自的孩子。老人既往有高血压病史，未按照医嘱规范用药，某日在家进餐突然发作头痛伴呕吐，左侧肢体活动障碍，家人立即呼叫120急救车将其送到医院，但其已经意识模糊，深度昏迷，双侧瞳孔不等大，头部CT检查提示大面积脑出血，经抢救无效死亡。李大爷从发病到死亡只有6小时，3个子女均未能从父亲已经过世的消息中缓解过来，未提前为老人准备墓地、衣物等后事，因处理自己家庭事务及工作耽误了时间，老人的后事办理延迟了1周才完成，其子女被李大爷的弟弟指责为不孝。为了避免这种情况发生，家庭照顾者应采取哪些措施进行有效的应对呢？

死亡是生活中最震撼心灵的事件，对家属来说更是沉重的打击，遭遇亲人突然亡故，常会悲痛欲绝。患者突然死亡不仅使家属生理和心理产生一系列的反应，而且带来许多善后问题。因此，家中有老人的家庭最好提前帮助老人做好离世的物资等准备，以便老人离世后妥善地为老人料理后事。

一、无准备老人离世带来的影响

1.对家人的影响

（1）心理：突遇老人去世，家属还没有做好准备，可能会表现出情绪不稳定、易激怒、暴躁、孤僻、抑郁等负面情绪。

（2）身体：寝食难安、食欲不振、体重下降、便秘、失眠多梦等，机体抵抗力直线下降，容易患病，促使旧疾加重或恶化。

2.老人后事未妥善办理的影响

（1）葬礼推迟：家人意见不统一，各执己见，未达成共识。

（2）没有按照老人心愿办理：家人应当顺从老人的心愿，首先看老人是否立下遗嘱，如有，则按其遗嘱执行，完成他的心愿；如若没有，则按其生前喜好，准备老人喜欢的物资等。

二、帮助提前做好老人离世的准备

照顾者应该在恰当的时机由合适的人告知老人其病情，观察老人得知病情后的反应，及时给予心理支持。

（一）及时了解老人的健康变化

家庭照顾者应该通过体检、门诊就诊、住院治疗与医护人员交流，积极主动地关心老人的身心健康状况，熟悉老人的健康变化，帮助老人做人生最后日程的规划，避免因突然发生健康变化而手足无措。

（二）在老人身体健康时通过各种途径了解老人最希望完成的心愿

在实施照顾时照顾者应评估老人对病情及预后的理解程度和态度、老人对死亡的看法，和老人一同讨论一些重要问题，如对家人有什么希望和要求，在生命衰竭时是否需要抢救或拒绝一切有创抢救，有哪些未了的心愿。让老人明白，他永远是大家最爱与最尊重的人。在老人生前就准备好其去世后要穿的衣服，墓地的选择根据老人喜好定夺。

（三）逐步帮助老人完成部分心愿

1.协调家庭成员持续陪伴老人

大多数生病的老人心理支持的重要来源是家庭，共同照顾老人的人主要是家庭成员，如老人的老伴、子女等都是不可缺少的角色，尽量满足老人各方面的需求，家人应该提供更多的情感关怀和支持。

2.联系老人在乎的亲友与老人会面

老人在濒死期时往往会进行生命回顾，回忆某一段时间的难忘经历，或放下以前的仇怨，家属可以联系老人的故友陪伴倾听，甚至老人需要道歉的故人也可以帮忙联系，帮助老人完成心愿，了却一些遗憾。

3.与可以接受的老人共同讨论其终末期的治疗愿望

对于能接受自己病情的老人，医护人员可以直接与老人沟通病情，让老人了解自己的治疗方式及治疗效果，提出自己的治疗愿望。是否进行有创抢救，应尊重老人的意愿，做好缓和照护，帮助老人安详、无痛苦地走完人生的最后旅程，达到善终，这是老人的福祉。

4.与可以接受的老人讨论其财产分配问题

预立生前预嘱建立正式文件很有必要，老人可以自在地陈述其想法，减少日后的冲突和纠纷，尤其是子女多的家庭。

5.与可以接受的老人讨论后事处理意愿

（1）了解老人的价值观、信念、目标等，老人可以计划和决定死亡的地点，并将后事交代好，全面表达自己的需求。

（2）若家人对老人去世后的丧葬仪式等问题意见不统一，最好的办法就是尊重老人生前的意愿，选择老人生前最喜欢的东西，家属也不会因为意见不同而产生纷争。

三、提前做好财产分配协议

老人生前应事先妥善安排财产、家庭事务及其他业务。没有立遗嘱的可以按照法定程序继续处理遗产，遗留财产问题很重要，也很敏感。财产分配处理妥善与否，关系到整个家庭是否和睦，特别是子女多的家庭。

四、老人去世应急准备

老人去世后，家人需要在较短的时间内为老人做好应急后事准备。

（一）应急物资准备

1.医院去世的物资准备

（1）患者物资：需要提前准备寿衣（可根据风俗或宗教信仰准备）。

（2）团聚家人与老人告别：通知所有家人守护在老人身边，送老人最后一程，以免留下遗憾。协助护理人员为患者清洁遗体，每位家属选择帮助老人洗手、穿袜子、梳头、穿衣服等其中任何一件事情，最后一次回报老人的往日恩情。

（3）医疗文书：带上医院开具的死亡证明（一式三份），为殡仪馆送火化、后期老人户口注销作准备。

（4）遗体运送：通知殡仪馆运送遗体，家属和殡仪馆商讨丧葬办理事宜，火化遗体后由殡仪馆开具火化证明。

（5）老人遗物的处理：从老人的遗物中挑几件其平时最喜欢的烧掉，如枕头、帽子、衣服，以及经常用的东西。遗物也可以留着作纪念，作为一种缅怀。

2.家中去世的物资准备

（1）准备寿衣或根据老人生前喜好置办。

（2）在家里死亡，由当地所在居委会或派出所开具死亡证明。

（3）家属凭借死亡证明到当地派出所，注销死者户口和身份证。

（4）设置灵堂，举行追悼仪式，对逝者进行告别。

（5）葬礼（各地域不同，丧葬可根据当地风俗习惯或宗教信仰办理）。

（二）家人协助参与老人后事

1.照顾者需均衡自己的不同角色

在职的家人需要紧急向所在单位或机构申请休假；同时在照顾小孩的照顾者，在为老人办理后事期间，需要请其他亲人协助照顾小孩；需根据照顾者的能力，对各种工作适当分配。

2.联系所有相关人员参与

通知所有亲戚朋友参加告别仪式，送老人最后一程。

3.统一家人意见

尊重老人生前遗愿，身后事都遵照老人心愿安排妥当。

（杨　雪₂　张晓艳　王晓玲）

第二节　追思会的举办

郝爷爷，96岁，艺术家，因"反复咳嗽、咳痰15年，心累、气紧10年，复发加重1个月"入院。患者有慢性阻塞性肺疾病30年，慢性肺源性心脏病15年，心肺功能衰竭5年，受凉后上述症状加重，伴发热、喘息、咯血、夜间阵发性呼吸困难，双下肢水肿明显。予以抗感染、祛痰、止血等对症治疗，效果欠佳，病情仍然严重。医生告诉老人家人其病情，由于患者以前明确要求家人不隐瞒其病情，家人将其病情告诉了老人，老人知道病情后要求家人将其送回离开多年的老家，在那里去世，并要求为其举办追思会。最终老人的儿女按照其要求，实现了他的愿望，老人去世后为其举办了一场追思会。

人均有一死。老人死亡后，只是躯体的死亡，其音容笑貌，对家人、社会的贡献仍然留在亲人及朋友的记忆中。我国多数民族在老人离世后采取各种形式纪念老人，追思会就是其中一种纪念形式。追思会又称为追悼会、告别会，是指追忆和思念故人的一种聚会形式，既是对逝者的追忆和思念，也是生者寄托思念之情的途径，通过追忆、思念逝者生前的贡献和付出，共同缅怀逝者，让爱为生命祝福，让生者感谢逝者生前所做的贡献和付出，让生者了解逝者与他们之间的爱，从而让爱为生命画上句号，为逝去的亲人画上圆满的句号。

一、追思会举办注意事项

1.尊重老人的意愿

如果老人自己生前有明确的愿望，追思会是否举办、举办形式等均应该尊重老人的意愿进行。如果老人没有和家人明确提出愿望，一般的家庭会根据自己家庭的情况及当地习俗举办。

2.举办时间

追思会举办的时间为逝者去世后3天。

3.举办地点

追思会举办地点的选择比较自由，可以选择宽阔的草坪、艺术馆、去世的地点、殡仪馆或家里。

4.追思会的策划

地区不同，策划人也不同，可以由家人亲自策划，也可以请专业人员或机构帮忙策划办理。根据逝者的身份地位、事业成就、人生智慧与个性特征、生前喜好、信仰及其他传统理念等，让家属与亲朋好友在会场参与布置，在庄重温暖的气氛中送别逝者。

5.逝者物资的准备

（1）服装：为逝者清洁身体、穿寿衣（可根据当地习俗准备）。

（2）整理遗容：帮助逝者五官复位，面部上妆，为逝者保留体面与尊严，让逝者体面、安详地离去，维持逝者留在亲人及朋友心中的最后形象，让生者得到安慰。

（3）遗像：事先准备好放大照片一张，购专用相框，置黑绸带。

6.参与人员的联系

通过讣告、电话、发短信等通知参与人员或请他人代为转达追思会的信息，须写明逝者的名字、去世的时间和地点，遗体告别的时间和地点，这样有利于亲朋好友抽时间来参加出殡仪式。

二、追思会的举办流程

1.单位或机构较正式追思会的举办流程

追思会开始之前，保持灵堂的庄严和肃穆，带手机的人员将手机调为静音或暂时关闭手机，吸烟者熄灭烟头，切勿大声喧哗。组织到场人员戴白花、黑纱，家属到灵堂左侧就位，逝者生前所属单位领导和亲朋好友到灵堂前方就位。具体流程如下：

（1）单位或逝者直系亲属通知逝者生前同事及好友遗体告别时间、地点，并组织相关人员到场。

（2）由司仪宣布某某（先生/女士）的追悼会现在开始。

（3）全体人员默哀、奏哀乐。

（4）敬献花圈（篮），宣读讣告，宣读送花圈、花篮、挽联、唁电的单位和个人。

（5）单位或直系亲属致悼词。

（6）司仪代读唁电、唁函。

（7）家属致答谢辞，直系亲属致悼词。

（8）全体肃立，向遗体行三鞠躬礼。

（9）来宾绕灵堂一周，瞻仰逝者遗容，绕遗体3/4圈进行告别，与家属握手表示慰问。

（10）自由悼念，做最后的挽别。

（11）家属感谢各位领导、同事、朋友们前来参加某某（先生/女士）的追悼会，绕灵堂一周，做最后的挽别。司仪宣布追悼会结束。

2.城市简单追思会的举办流程

（1）通知亲朋好友遗体告别时间、地点。

（2）布置灵堂（可根据逝者生前喜好布置灵堂）。

（3）举行追悼会：①行默哀礼，致悼文、诗词；②家属致答谢词；③遗体告别：向遗体三鞠躬。

3.农村常见追思会的举办流程

（1）逝者去世后，家属派人给亲朋好友报丧。

（2）布置灵堂，灵堂设置地点为死者遗体所在地（殡仪馆或家里），灵堂布置应当严肃、庄严。

（3）灵堂守灵，家人团聚祈祷，表示家属对死者的陪伴及尽孝道。

（4）举行下葬仪式：①家属着装：直系晚辈血亲系白孝带，平辈戴黑纱；其他亲属戴黑纱；孙辈在白孝带和黑纱上缝一小块红布；来宾着素色服装，戴白花，并赠送花圈、挽联或其他东西。②向逝者三鞠躬行最后告别。

（杨　雪₂　王晓玲　张晓艳）

第三节　家人相互帮助面对丧亲的悲伤

韩爷爷，72岁，因"胸部不适10年，胸痛2小时"入院，诊断为冠心病、急性心肌梗死、高血压。韩爷爷入院前身体状况较好，和老伴李奶奶生活在一起，相互照顾。入院第1天进食时出现大汗淋漓、面色苍白，经抢救无效死亡。韩爷爷的离开对李奶奶打击很大，她十分内疚、自责，认为是自己没有照顾好老伴，感觉对不起老伴，甚至认为对于老伴的死自己要负主要责任，很长一段时间都活在悲伤与自责中，导致原有病情加重，半年内3次因血压控制不良入院治疗。其家人应该如何帮助李奶奶走出悲伤呢？

生、老、病、死是不可抗拒的自然规律。死亡是不可避免的，当现实不能改变时，我们只能学会坚强。随着时间的推移，一切都会慢慢回归到正常，时间永远是治疗心灵伤痛的最佳良药。

一、正确认识丧亲悲伤

1.丧亲悲伤概述

悲伤是人的一种自然情感反应，是经历亲人或朋友死亡时情感和行为反应的一项重要特征。没有预料或突然发生的死亡，则会带给丧亲者更长期、更严重的影响。

2.丧亲悲伤的影响

悲伤产生的影响可涉及各个方面：生理、社交、认知、情感、行为及精神信仰。

（1）生理方面：倦怠、筋疲力尽、食欲下降、体重减轻、便秘、失眠和噩梦、身体免疫功能下降，容易患上压力相关疾病，严重的忧伤甚至影响生理功能而导致猝死。

（2）社交方面：自闭，不愿意会见亲朋好友，不愿意参加各种社交活动。

（3）认知方面：注意力不集中，无法专注，短期或长期记忆力丧失，缺乏动力。

（4）情感方面：沮丧、悲伤、愤怒、忧愁、孤单、绝望、烦躁不安、情绪波动大等交替阵发性出现。

（5）行为方面：激动、烦躁不安、疲劳、哭泣、定向力障碍、责备他人。

（6）精神信仰方面：暴躁、依赖性增强、自我调节和控制能力差、思维狭隘，导致更严重的消极情绪，当心灵影响为负面时，可触发恐惧和痛苦。

二、丧亲者如何应对悲伤

1.一般应对策略

（1）主动与他人讲诉自己的丧亲感受：通过与同事、家庭成员、好友交流和讨论，慢慢释放自己的悲伤情绪。

（2）学习应对丧亲悲伤的技巧：参加护理人员开设的临终关怀抚慰课程，以增强抗悲伤能力。

（3）情绪障碍明显时及时就医：当丧亲的家庭照顾者或家人感到有情绪障碍或身体不适，如入睡困难、烦躁不安、心慌、手脚发麻等，可请专业的心理医生评估情绪问题，积极配合治疗及进行心理的自我疏导。

2.肯定家庭照顾者所做的一切

失去亲人后家人的心理支持非常重要，家庭照顾者及其他家庭成员应相互帮助，接受老人死亡的事实，有效应对失去亲人的痛苦，顺利度过悲伤期，最大限度地降低悲伤反应带来的负性生理和心理反应，这对改善和提高家人的生活和生存质量，预防可能发生的健康问题具有重要意义。

每天24小时的日常照顾是由家庭主要照顾者完成的，家庭照顾者是患者情感的支持者、生活的照顾者，也是其他家庭成员彼此的安慰者，应该对家庭照顾者为老人提供照护给予肯定。

3.缓解丧偶老人的悲伤情绪

（1）适当地发泄悲伤情绪：适当的发泄能让老人走出失去老伴的痛苦，如在亲人挚友面前号啕大哭一场；也可将自己的留恋怀念之情，用诗文、书信或日记等形式写出来，以抒发情绪并作为永久的纪念。

（2）与其他丧偶者互动：组织丧偶老人联谊会，借此增进与他人的互动，减少疏离及孤独感，以"抱团取暖"。

（3）子女及其他亲人多陪伴：子女及其他亲人主动倾听老人述说对老伴去世的各种感受。子女应多陪伴老人，可陪伴老人参加一些专业的心理辅导课程，如如何舒缓压力、学习自我放松等。

（4）转移注意力：丧偶老人多参加集体活动，接触外面的世界，让自己尽快走出失去老伴的痛苦，如参加老年大学、旅游等都是很好的转移注意力的方式。

（杨　雪，陈　茜　郭菊红）

第十二章
居丧期的心理干预

> 李爷爷，69岁，每年均体检一次，既往未发现身体有明显异常。某天下午5点，李爷爷和老伴张奶奶在小区打羽毛球后感到左侧胸部疼痛，随即回家洗澡，卧床休息，未引起重视。下午6点30分张奶奶发现李爷爷面色苍白、大汗淋漓、口唇发绀，立即送往医院就诊，医院诊断为急性大面积心肌梗死，经抢救无效李爷爷于当晚23点死亡。张奶奶不能接受李爷爷死亡的事实，情绪激动，也因此住院治疗。

痛失亲人是人生最大的悲哀之一。一旦遭遇亲人亡故，常会使人悲痛欲绝、不知所措，继而会引起抑郁等各种精神疾病，加重原有的躯体疾病，甚至导致死亡。研究显示，丧偶老人因心理失衡导致死亡的人数是一般老年人死亡人数的7

居丧期的照护要点

常见的错误认识和做法	正确的认识和照护要点
对于痛失亲人者，送钱或礼物表示慰问。	对家属来说，相比物质支持，其更需要的是情感支持。
对于过度悲伤的老人，将其老伴的遗物收藏好或丢弃，不让其接触，期望减轻其悲伤。	让家属回忆，看旧照片或遗物，回味以往相依偎的时光，使他们得到心灵安慰。
与家属交谈时使用空洞甚至会产生伤害的言语，如"你要坚强""我了解你的感受""不要想这么多""时间会治愈一切""出去旅行会帮助你忘记"，等等。	建立一种真诚的关系，以认真倾听、关切的神情、体贴的动作、得体的语言对待家属，让家属倾诉，毫无禁忌地讲与逝者有关的事情，表达与释放悲痛情绪。
悼念完逝者后，其余家属纷纷离开，留下丧偶老人孤单一人，或让其长期独居，与外界接触减少，长时间情绪失落甚至抑郁。	通过辅导与陪伴，指导家属可根据需求自发地参与网络团体互助，寻求医务人员、专家及其他老人家属的帮助，让丧亲者正确克服失落后再适应过程的障碍，最终以健康的方式平衡心理，保护身心。

倍。因此早期适当的干预是非常重要的，它能帮助居丧者顺利度过悲伤过程，使他们能正视痛苦，找到新的生活目标。

一、正确认识居丧照护

（一）相关概念

1.居丧的定义

居丧是失去所爱的人后的一种自然反应。与逝者的关系越亲密，则痛苦越深。居丧是指逝者亲属在家守丧，在服丧期间停止娱乐和交际，以表示哀悼。

2.居丧照护

居丧照护是临终关怀的一个重要内容。通常从晚期患者进入濒死期，即开始协助晚期患者家属做后事准备，在晚期患者去世后，则协助办理丧葬事宜，并重点做好家属的居丧辅导工作。居丧辅导工作一般需持续1年的时间。

（二）居丧期的心理状态阶段

居丧期的心理反应一般要经过承认、内疚、怀念和恢复4个阶段。

1.承认

很多人在得知亲人去世的消息后都会表现得麻木不仁。这种麻木并不意味着情感淡漠，而是情感休克的表现，故居丧之初被称为"休克期"。这个阶段可持续几个小时至1周。

2.内疚

在接受亲人死亡的消息后，很多人会出现内疚、自责的情绪。内疚感起源于居丧者感到自己有些事做得不如人意，愧对逝者。有的居丧者会有一些想对逝者说而没能说的话，想做而未能做成的事，所以感到后悔。

3.怀念

在强烈的悲伤之情平息后，居丧者会对逝者产生深深的怀念。这时，居丧者头脑里会反复出现逝者的身影，时常回忆起以往在一起的经历，有时会感到失去亲人后自己非常孤独。这种状态可能持续几周甚至几年。

4.恢复

当居丧者逐渐认识到"人的生、老、病、死是无法抗拒的自然规律""对亲人最好的寄托和思念是保重身体，更好地生活下去"，理智战胜情感，身心也就能逐渐恢复常态了。

（三）居丧期适应不良对个体的影响

1.身体健康

居丧者因悲伤、压抑等不良心理反应可能会出现食欲下降、精神不振、体重减轻、营养失衡、疲劳、睡眠障碍、免疫力下降和各种疼痛不适的表现，护理人员要提醒居丧者注意适当休息，适当增加睡眠时间，并注意进食富含蛋白质、维生素的清淡、易消化饮食，如牛奶、鸡蛋、鱼虾等。

2.心理健康

常言道"少年夫妻老来伴"，人到老年，夫妻间的陪伴作用显得更突出和重要，他们彼此相依为命，相互理解和支持，期盼共同享受幸福的晚年。然而岁月无情，其中一个人突然离去，留给另一半的无疑是伴侣缺失状态下沉重的压力或面对如何改变生存与生活质量的挑战，活着的老人极易产生心理问题。老人表现出过度内疚、自责、悲伤、自闭、愤怒、郁闷、绝望、忧虑、罪恶感，甚至丧失控制自身行为的能力，精神崩溃，产生厌世心理甚至自杀。

二、居丧期家属的心理支持

由于社会竞争激烈、生活节奏加快，人们的心理负荷过重，加之人口老龄化，病死率将会不断升高，处于居丧期的人群也将增加。悲伤和压抑时，会造成人们行为上的明显改变、情绪上的严重困扰及家庭和睦的破坏。因此，给予居丧期家属心理支持非常重要，这可使家属及早从悲伤情绪中解脱出来，帮助其尽早回到工作岗位或家庭角色。老人的死亡对家属特别是配偶来说是悲伤的高峰，相比物质支持，死者家属更需要的是情感支持，以帮助他们缩短悲痛过程，降低悲痛程度。

（一）帮助处理老人后事

1.遗体照护

遗体照护不仅是对逝者人格的尊重，而且是对逝者家属心灵上的安慰。尊重逝者和家属的生活习俗和宗教信仰，如按照逝者生前要求或家人期望，可以为逝者整理面容，适当化妆，尽量满足居丧家属的心理需要。照顾者、志愿者应鼓励在场的每位家人与逝者道别，在专业人员指导下参与遗体照护，最后一次为逝者洗手、梳头、穿袜子等，回报逝者陪伴、抚养的恩情。

2.提供相关知识或信息

人死之后有许多的现实问题需要立即处理，逝者家属会有很多疑问：老人去世后我们应该怎么办？亲人刚去世，我们可以和他待在一起吗？明天能否来看望他？怎么安排火化和葬礼？怎么处理遗嘱及遗物……提供相关信息并给予帮助也是居丧期护理的一部分，如陪伴、抚慰和认真聆听丧亲者的需求，协助整理逝者遗物，告知遗体的存放、相关手续办理，提供车辆等。提供个体化的心理辅导，发放应对问题的宣传小册子；动员丧亲者社会支持系统，如通知亲戚、朋友、单位同事等；鼓励丧亲者参与居丧互动小组，这是解决居丧期悲伤最有效的方法之一；通过家庭随访或电话了解丧亲者的心理状态，是否存在不能缓解的悲伤反应，是否需要进一步的帮助；向丧亲者所在地的社区卫生服务中心提供居丧者家庭护理相关资料；鼓励家属参加各种社会活动，通过与朋友、同事一起看电影、听音乐、聊天等，使他们抒发内心的郁闷，获得心理的安宁，尽早从悲伤中解脱出来，使家属对逝者做出情感撤离，把感情投入到另一种关系中，逐步与他人形成新的人际关系。

（二）与居丧者保持真情关系

1.沟通和宣泄

沟通是人与人之间、人与群体之间思想与情感传递和反馈的过程，以求思想达成一致和感情通畅。宣泄是指排解或释放紧张情绪的过程。面对老人突然离去，当务之急是通过有效的沟通帮助居丧者进行正确的心理调适，正确对待丧亲的现实，认识到人的生、老、病、死是不可抗拒的自然规律，帮助其尽快从悲痛的氛围中解脱出来。对于逝者的思念，帮助居丧者寻找合适的宣泄方法，如在亲朋好友面前痛哭一场，或将其对已故亲人的眷恋之情用书信或日记的形式写出来，以此抒发情感并留作纪念。

2.安慰和支持

夫妻关系是最重要的依恋关系，一旦丧偶，这种关系就被无情地摧毁，生活方式被迫改变，孤独感和不适感加重。此时，在安慰和关心居丧者的同时，护理人员或亲朋好友若能陪伴在其身旁，认真倾听其倾诉痛苦，轻轻握住他的手，不仅能使居丧者感受到他并非独自面对不幸，还可以帮助他保持与现实世界的联系，让其减少对故去亲人的关注。

3.转移注意力

转移居丧者的注意力，可以建议居丧者读书、听音乐、体育锻炼，也可以提倡居丧者外出旅游，或到亲友家小住一段时间，多参加集体活动，接触外面的世界，只有生活的视野开阔了，精神上的痛苦才能得以缓解。

4.避免内疚和自责

内疚也是较难处理的一个问题。内疚感起源于居丧者感到自己有些事做得不如人意，愧对逝者。在干预过程中，要让居丧者表达出内疚感和引起这种内疚感的想法、行为、事件，可帮助他们分析是否已尽最大努力，同时要就他们对自己的要求是否恰当、是否现实加以分析和讨论。必须让居丧者认识到，他们是凡人，会犯错误，在与人相处过程中也不可能尽善尽美，让他们学会原谅自己，以积极的方式消除内疚感，改变不现实、不合理的信念。

总之，帮助居丧者有效的方法是和他们建立一种真诚的关系，以认真倾听、关切的神情、体贴的动作、得体的语言对待他们，让家属倾诉，使其毫无顾虑地讲与逝者有关的事情，表达与释放悲痛情绪，千万不要说一些空洞甚至会伤害居丧者的言语；让家属回忆，看旧照片或遗物，回味以往相依偎的时光，使他们得到心灵安慰；通过辅导与陪伴，指导家属可根据需求自发地参与网络团体互助，寻求医务人员、专家及其他老人家属的帮助，让丧亲者正确克服失落后再适应过程的障碍，最终以健康的方式平衡心理，保护身心。

（三）尽力提供生活指导与建议

1.为居丧老人提供更多的社会支持

老年人的社会活动逐步减少，在社会上的资源也随之减少，最常见的问题就是孤独，所以对于丧偶老人要格外关注，给予更多的关心和照顾。鼓励子女多回家看看、多陪伴，营造一家人其乐融融的环境。鼓励所在单位、社会团体和亲朋好友多关心、关注丧亲者。

2.建立新的生活方式

老伴逝世后，原有的某些生活方式被无情地破坏。帮助丧亲者调整生活方式，让他与子女、亲友重新建立和谐的依恋关系，使其感受到虽然失去了一位亲人，但家庭间的温暖与关怀依旧，感受生活的连续性，使其获得安全感。

3.鼓励再婚

随着社会的进步，人们的思想观念也在转变，丧偶老人再婚率呈现增长趋势。支持再婚可从根本上解决丧偶老人的心理和生活问题。老年人需要爱情和家庭，再婚对老年人身心健康有着非常重要的意义，尤其是在心理上将使老年人尽快摆脱孤独、寂寞，能够尽快从丧偶的阴影中走出来。

国内外许多学者的调查资料表明，家属从患者被诊断为无可救治起，直到患者去世后的很长一段时间都饱受蚀心的精神痛苦。居丧期给家属所带来的心理冲击有着明显的调适上的困难，若医护人员忽视了对家属的照护、慰藉及悲痛疏导，则多数家属居丧期的悲伤情绪可持续 6～12 个月，而经过心理疗护的家属悲伤情绪持续时间明显缩短，心理负担减少，病态悲伤的发生率明显降低。

（阮顺莉　余　姣　郭菊红）

参考文献

陈雷，江海霞，2013. 临终贫困、生命质量与老年临终关怀发展策略. 国家行政学院学报，4：8-103.

陈淑娟，陶艳，胡成文，等，2016. 人生回顾对恶性肿瘤患者死亡焦虑的影响. 医学与哲学，37（16）：86-89.

陈昕，李冬梅，2018. 尿失禁老年人盆底肌康复研究现状分析. 中华现代护理杂志，24（10）：1237-1240.

成红英，2017."二人三嘱"生死教育模式在晚期癌症患者中的应用效果观察. 临床护理杂志，16（4）：11-14.

戴付敏，陈瑞云，张娜，等，2016. 国外老年女性尿失禁干预研究进展及启示. 中国护理管理，16（11）：1456-1460.

董碧蓉，2015. 新概念老年医学. 北京：北京大学医学出版社.

董碧蓉，2017. 医养结合下的老年人护理适宜性技术. 成都：四川大学出版社.

郭卓丹，王文珍，刘小春，2018. 急迫性尿失禁的发病情况及危险因素. 医学综述，24（11）：2206-2210，2215.

哈尔滨建筑大学，1999. 老年人建筑设计规范. 北京：中国建筑工业出版社：2，3.

郝楠，2016. 肝癌患者术前睡眠质量主客观评价指标相关分析. 中华现代护理杂志，22（33）：4813-4816.

洪可仲，卢建新，2018. 癌性疼痛规范化药物治疗方案的临床应用价值. 深圳中西医结合杂志，28（2）：175-177.

胡超，余其鸣，王新保，2018. 胃癌根治术后出血原因分析及处理. 腹部外科，31（2）：116-118，122.

胡秀英，2015. 老年护理手册. 2版. 北京：科学出版社.

姜业勤，2012. 80例老年丧偶患者的心理行为分析. 心理医生（下半月版），220（7）：93，94.

赖允亮，2013. 安宁缓和医疗理论与实务. 中国台北：合记图书出版社.

李晨虎，饶顺曾，沈文龙，2010. 衰老相关基因的研究进展. 卫生论坛，23（11）：362-366.

李方福，岳冀蓉，董碧蓉，2014. 临床医生如何识别与正确防治老年谵妄. 现代临床医学，40（6）：469-472.

李金祥，2017. 引领姑息医学. 北京：人民卫生出版社.

李青唐, 2018. 论汉末文人的生命意识——以《古诗十九首》为例. 杭州师范大学学报（社会科学版）, 40（3）: 111-118.

李儒林, 2018. 尊严疗法在中国的适用性分析. 医学与哲学（B）, 39（2）: 1-4, 15.

李依, 2012. 49例脑出血合并上消化道出血患者的护理. 临床护理, 12（36）: 232, 233.

梁治学, 胡燕, 李其忠, 等, 2016. 中国人衰老评估量表的研制. 中国老年学杂志, 36（3）: 544-546.

林顺华, 陈榕钦, 陈桂莲, 2017. 护理干预对肺癌放化疗患者癌因性疲乏的影响. 中外医学研究, 15（17）: 100, 101.

林英, 2015. 新COPD国内外指南的临床护理应用. 当代护士（中旬刊）,（4）: 165-167.

刘斌, 余方, 施俊, 2009. 音乐疗法的国内外进展. 江西中医药大学学报, 21（4）: 89-91.

刘金枚, 石永乐, 陈茜, 2016. 老年人居家内环境安全的调查研究. 护理研究, 30（4）: 1468-1470.

刘俊平, 2014. 衰老及相关疾病细胞分子机制研究进展. 生物化学与生物物理进展, 41（3）: 215-230.

刘磊, 2016. 老年晚期癌症临终患者并发消化道出血的相关因素分析. 中国继续医学教育, 8（12）: 69-70.

刘连龙, 郭薇, 刘婷婷, 等, 2013. 生命意义、死亡态度对老年人主观幸福感的影响. 中国老年学杂志, 33（19）: 4803-4805.

刘琳琳, 袁术生, 毛慒怡, 等, 2018. 肝硬化合并上消化道出血患者发生医院感染危险因素调查分析及预防策略. 解放军医药杂志, 30（8）: 49-53.

刘威, 2017. 恶性肿瘤与睡眠障碍关系的研究进展. 内科急危重症杂志, 23（1）: 61-64.

刘一弦, 蒋运兰, 唐以熏, 等, 2015. 肿瘤病人睡眠障碍的原因分析及中医西医护理的研究现状. 全科护理, 13（21）: 2036-2038.

卢庆生, 谢枝龙, 2010.《死亡诗社》中的浪漫与现实. 时代文学（下半月）,（24）: 235, 236.

罗燕, 梁义, 潘婷, 2018. 预见性护理干预对癌性疼痛的影响. 当代护士: 专科版（下旬刊）. 25（6）: 116-118.

吕振波, 张晋, 2015. 老年化背景下安宁疗护的现状及发展对策研究. 辽宁医学院学报: 社会科学版, 13（1）: 21-23.

马潇, 沈军, 2016. 我国姑息护理研究的现状及发展对策研究. 检验医学与临床, 13（4）482-484.

莫睿, 魏智民, 杨云生, 2017. 抗衰来机制研究进展. 解放军医学杂志, 42（8）: 743-748.

宁晓东, 张永炼, 杨春, 等, 2018. 尊严疗法对住院晚期癌症患者生活满意度及心理状况的影响. 中国护理管理, 18（3）: 306-311.

宁晓红, 曲璇, 2017. 安宁缓和医疗症状处理手册. 北京: 中国协和医科大学出版社.

潘月枝, 许宇静, 谢晓丽, 2018. 结构化皮肤护理在预防大便失禁患者失禁性皮炎发生中的效果. 中国当代医药, 25（22）: 191-193.

皮建新, 2018. 老年人临终关怀中个性化心理干预的效果观察. 中国继续医学教育. 10（11）:

185-187.

蒲甜, 2017. 癌因性疲乏的护理路径干预研究进展. 当代护士: 专科版, 7: 16-18.

齐妍妍, 王爱平, 2018. 炎症性肠病患者大便失禁现状调查及其影响因素分析. 中华现代护理杂志, 24 (19): 2323-2327.

曲丹, 蔡东联, 2018. 细胞衰老相关基因的研究进展. 国外医学卫生学分册, 35 (2): 75-77.

曲媛, 赵媛, 韩燕飞, 2015. 综合性医院住院患者中谵妄的临床特点. 临床和实验医学杂志, 14 (8): 688-690.

杉本聪惠, 司马蕾, 2015. 环境情感化设计——日本养老设施环境的先锋思想与实践. 世界建筑, (11): 30-34.

沈丽琼, 金晓燕, 王攀峰, 等, 2017. 尿失禁症状评估工具的研究进展, 护理学杂志, 32 (1): 107-110.

施永兴, 罗维, 2016. 老年人安宁疗护. 上海: 上海科学普及出版社.

孙桂东, 邵万金, 2018. 成人大便失禁的诊断和治疗. 临床外科杂志, 26 (4): 313-316.

孙秋玲, 2012. 老年人的心理特点及护理. 解放军健康, (5): 38.

汤铭昱, 戈之铮, 2018. 不明原因消化道出血的处理: 进展和挑战. 胃肠病学, 23 (8): 449-454.

唐丽梅, 袁素亚, 张昭, 等, 2017. 轻度认知障碍并发失眠症老年患者的抚触保健操干预. 护理学杂志, (21): 6-9, 26.

王兵, 侯炜, 赵彪, 等, 2013. 癌性疼痛非药物治疗方法. 辽宁中医药大学学报, 4 (15), 116-118.

王华, 2010. 丧偶老人的心理分析及护理. 山西职工医学院学报, 20 (2): 64-65.

王素明, 王志中, 2018. 灵性照顾在晚期癌症病人临终关怀中的应用. 中国社会医学杂志, 35 (1): 42-45.

王天明, 2015. 老年人照顾护理全图解. 北京: 北京出版社.

王鑫, 任杰, 殷小路, 2017. 护理干预对肺癌放疗患者癌因性疲乏的影响. 世界新医学信息文摘, 33: 214-220.

魏章英, 葛梦雅, 2015. 品管圈活动在肿瘤患者疼痛护理中的应用探讨. 中国保健营养, 25 (15): 171.

吴梅利洋, 曾铁, 2015. 尊严疗法在临终病人中应用的研究进展. 护理研究, (17): 2054-2057.

吴琼芳, 李春梅, 余黎静, 等, 2016. 羞耻感对社区女性尿失禁患者求医态度的影响. 中国护理管理, 16 (11): 1529-1533.

吴玉, 2010. 丧偶老年患者的心理反应及护理对策. 社区医学杂志, 8 (11): 46-47.

谢锦嫦, 谭建兰, 林文霞, 等, 2014. 身心放松疗法对肿瘤患者睡眠质量的影响. 齐齐哈尔医学院学报, 35 (13): 2012, 2013.

徐慧敏, 吴娟, 2011. 大便失禁病人辅助装置的研究进展. 护理研究, 31 (17): 2073-2075.

许静, 2014. 整体护理对缓解晚期肿瘤患者疼痛的效果观察, 当代护士 (下旬刊), (3): 97-98.

许礼安，2018. 安宁缓和疗护. 中国台北：华杏出版股份有限公司.

阎海萍，2016. 干休所丧偶老人的心理分析及护理对策. 实用医药杂志，33（12）：1122，1123.

杨璐，高浪丽，廖玉麟，等，2015. 老年谵妄的循证研究进展，实用医院临床志，12（3）：161-164.

杨平，肖进，陈宝珍，2002. 医学人文科学词汇精解. 上海：第二军医大学出版社.

杨婷，张冲，陈清轩，2005. 衰老机制研究进展. 中国生物工程杂志，25（3）：6-11.

姚玉华，姚文，2015. 上海市虹口区老年人上海状况调查. 中国卫生统计，32（4）：671-673.

尹莉芳，侯琳，周艳丽，2017. 改良透明贴粘贴法用于预防老年大便失禁病人肛周皮肤损伤的效果观察. 护理研究，31（3）：344，345.

于慧，2013. 如何做好社区丧偶老年人的心理护理. 世界新医学信息文摘，13（2）：358-359.

岳长红，马静松，2014. 对死亡恐惧的形而上追问. 医学与哲学，（7）：11-14.

张海霞，2011. 浅谈如何做好老年人的心理护理. 中国中医药咨讯，3（16）：207.

张伦平，2010. 老年人心理特点及护理. 黔南民族医专学报，23（1）：64，65.

张伟，周明，2014. 老年临终关怀中的尊严死与安详死. 临床伦理，35（1）：34-36.

张韵，陆杰华，2017. 痛苦抑或安详：中国老年人临终状态及其影响因素的实证探究. 人口与发展，23（2）：80-91.

赵惠英，2015. 护患情景回话. 护士进修杂志，2015（23）：108-110.

赵建秋，卢向东，张志广，2018. 老年消化道出血患者诱发血栓性疾病72例临床分析. 中国中西医结合急救杂志，25（4）：443-445.

赵文婷，马利伟，童坦君，2012. 细胞衰老抑制基因CSIG研究进展. 生理科学进展，43（4）：291-293.

赵昕，2013. 脑卒中临终患者家属的心理护理体会. 中外健康文摘，10（13）：262-263.

郑伟丽，2012. 浅谈丧偶老年人的心理护理. 求医问药，10（10）：355.

郑燕，2016. 沟通护理对丧偶后老干部负面心理的影响. 天津护理，24（4）：341-342.

中国营养学会，2016. 中国居民膳食指南（科普版）. 北京：人民卫生出版社.

钟涛，徐世才，杨建华，2017. 中国文化背景下老年人死亡焦虑与死亡逃避的相关性研究——以四川省为例. 医学与哲学，38（16）：72-74，78.

周丽群，蔡惠凤，谢淑君，等，2018. 辨证施护联合三阶梯止痛疗法对重度癌性疼痛的应用效果分析. 中华全科医学，16（7）：1212-1215.

朱莉·K·斯尔文，2008. 癌症康复自助手册. 北京：中国青年出版社.

Halter JB，Lucas CF，2015. 牛津临床姑息治疗手册. 6版. 李小鹰，王建业，译. 北京：人民军医出版社.

American Psychiatric Association，2000. Diagnostic and Statistical Manual of Mental Disorders. 4th ed. Washington：American Psychiatric Publishing.

Ann M Berger，2007. Principles and practice of palliative care and supportive oncology. Psycho-oncology，16（10）：967，968.

Azami-Aghdash S，Jabbari H，Bakhshian F，et al，2015. Attitudes and knowledge of Iranian nurses about hospice care. Indian J Pailiat Care，21（2）：209-213.

Bickel KE，Mcniff K，Buss MK，et al，2016. Defining high-quality palliative care in oncology practice：an American Society of Clinical Oncology/American Academy of Hospice and Palliative Medicine Guidance statement. Journal of Oncology Practice，21（9）：828-837.

Cohen MZ，Easley MK，Ellis C，et al，2003. Cancer pain management and the JCAHO's pain standards：an institutional challenge. Journal of Pain and Symptom Management，25（6）：519-527.

Ira Byock，2004. The Four Things That Matter Most：A Book About Living. Atria Books .

J Downing，R Kiman，S Boucher，et al，2016. Children's palliative care now! Highlights from the second ICPCN conference on children's palliative care，18-21 May 2016，Buenos Aires，Argentina. Ecancermedicalscience，10：667.

Johnson VB，2012. Evidence-based practice guideline：oral hygiene care for functionally dependent and cognitively impaired older adults. Journal of Gerontological Nursing，38（11）：11-19.

Judd SR，2017. Uncovering common sleep disorders and their impacts on occupational performance. Workplace Health & Safety，65（5）：232.

Kent H，Mcdowell J，2004. Sudden bereavement in acute care settings. Nurs Stand，19（6）：38-42.

Linda Wrede-Seaman，2008. Symptom Management Algorithms：a Handbook for Palliative Care. 3rd ed. Yakima：Intellicard.

National Consensus Project for Quality Palliative Care，2014. Clinical practice guidelines for quality palliative care. Pediatrics，133（4）：16.

Ouldred E，Bryant C，2011. Delirium：prevention，clinical features and management. Nursing Standard，25（28）：47.

Spilsbury K，Rosenwax L，Arendts G，et al，2017. The impact of community-based palliative care on acute hospital use in the last year of life is modified by time to death，age and underlying cause of death. A population-based retrospective cohort study. Plos One，12（9）：e0185275.

Vander M CD，Vanobbergen J NO，Bronkhorst EM，et al，2011. Risk factors for aspiration pneumonia in frail older people：a systematic literature review. J Am Med Dir Assoc，12（5）：344-354.